Barbara Simonsohn

Moringa

Der essbare Wunderbaum

Verbessere deine Gesundheit und deine Lebensqualität mit der wertvollsten Pflanze der Welt!

Die in diesem Buch gesammelten Informationen beziehen sich auf den Moringa oleifera, die bekannteste Art aus der Familie der Bennusgewächse. Sie sind sorgfältig recherchiert und sind nach besten Wissen und Gewissen weitergegeben. Dennoch übernehmen Autorin und Verleger keinerlei Haftung für Schäden irgendeiner Art, die direkt oder indirekt aus dem Gebrauch der Angaben in diesem Buch entstehen. Die Informationen in diesem Buch sind für Interessierte und zur Weiterbildung gedacht und dienen nicht dem Ersatz für ärztliche oder therapeutische Beratung, Diagnosen oder Therapieanweisungen.

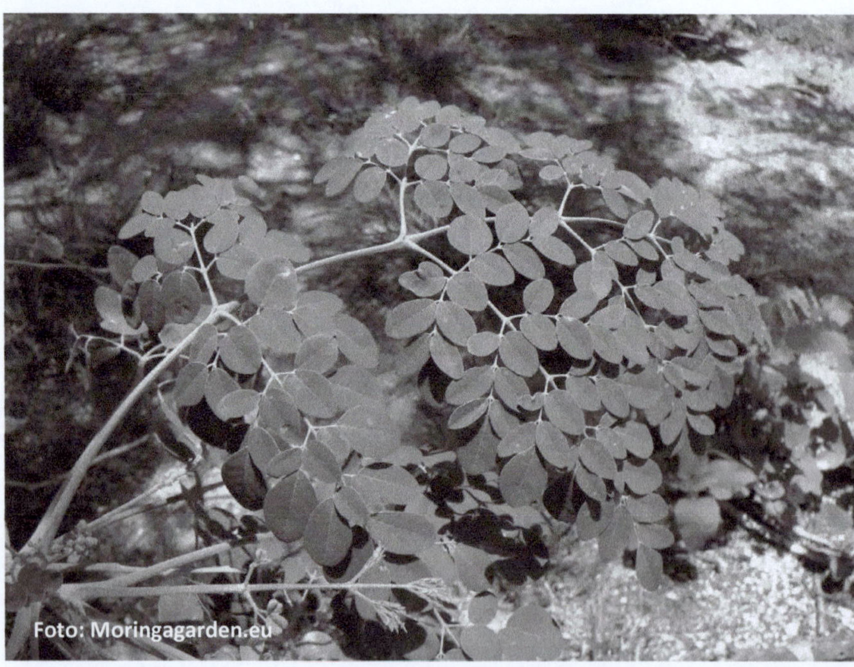
Foto: Moringagarden.eu

Moringa
der essbare Wunderbaum
Barbara Simonsohn

Das Neue Licht / Jim Humble Verlag
Postbus 1120, 6040 KC Roermond, Niederlande

www.dasneuelicht.com
www.jimhumbleverlag.com

2. Ausgabe der überarbeitete Neuauflage: Oktober 2019
3. Ausgabe: Oktober 2021

ISBN: 978-9-08879-167-3

Fotos: Leo Koehof / Jim Humble Verlag
Moringagarden.eu

INHALT

PROLOG

Moringa, die Pflanze der Superlative mit beispielloser Nährstoffdichte

„Obwohl nur wenige Menschen bisher von Moringa gehört haben, könnte er schon bald zu den wertvollsten Pflanzen der Welt gehören."

- Dr. Noel Vietmeyer, US National Academy of Sciences, Washington, USA

"Nichts ist mächtiger als eine Idee, deren Zeit gekommen ist."

- Victor Hugo, 1802-1895

"O, große Kräfte sind's,
weiß man sie recht zu pflegen,
die Pflanzen, Kräuter, Stein
in ihrem Innern hegen ..."

- William Shakespeare, „Romeo und Julia"

Moringa, Baum der Zukunft

Warum, glaubst Du, hast Du von Moringa bisher nur wenig oder gar nichts gehört? Wenn dieser Baum so unglaublich ist, warum ist er so gut wie unbekannt? Professor Louis M. De Bruin von der gemeinnützigen Organisation „Moringa Tree of Life" sagt dazu: *„Der Verkauf von Vitaminen und Mineralien für die Verbesserung der Gesundheit ist ein großes Geschäft. Wenn Du eine Firma hast, die Hunderte von unterschiedlichen Vitalstoffpräparaten verkauft, warum sollest Du ein Produkt verkaufen, das in der Lage ist, alle anderen zu ersetzen?"* Natürlich, wie er ist, lässt Moringa sich nicht patentieren, von keinem Pharmakonzern, von keiner Lebensmittelfirma. Um ein Medikament zu entwickeln, benötigt man eine Investitionssumme von mindestens zehn Millionen Euro für Entwicklung und Tests, und noch einmal denselben Betrag, um es durch Werbung bekannt zu machen. Damit ist klar: Eine solche Lobby hat Moringa nicht.

Unverdient hat dieser Baum der Superlative bisher ein Schattendasein geführt. Jetzt wird ein neues Kapitel aufgeschlagen, weil es in der Geschichte der Menschheit keine Zeit gab, in der diese Pflanze dringender gebraucht wurde. Dieser Baum, das wussten die Menschen in Indien schon vor Tausenden von Jahren, ist ein Geschenk des Himmels oder ein Geschenk der Götter, wie sie es nannten.

Dieses Buch, das Du gerade liest, hat das Ziel, diese Wunderpflanze so bekannt zu machen, wie sie es wahrlich verdient und Moringa dorthin zu bringen, wo Moringa hingehört, in jeden gesundheitsbewussten Haushalt und in unsere Kantinen und Restaurants.

Moringa, ein Märchen wird wahr

Dr. Klaus Becker von der Universität Hohenheim nennt Moringa „den Cinderella-Baum", ein Märchen, das darauf wartet wahr zu werden. Forscher betrachten Moringa als „die wichtigste Pflanze der Menschheitsgeschichte", weil ihre Blätter alle Nährstoffe, an denen es fehl- und unterernährten Menschen mangelt, in hoher Konzentration enthalten. Die Bandbreite an bioaktiven Wirkstoffen allein in den Blättern ist erstaunlich und einmalig. Moringa ist nicht nur ein Segen für Entwicklungsländer. Denn trotz des Wohlstands leiden viele Menschen bei uns an Mangelernährung und sind krank. Wir verhungern an vollen Töpfen bei einem Übermaß an leeren Kalorien. Moringa ist nicht nur eine Vitalstoffbombe, sondern seine sekundären Pflanzenstoffe sind auch „Resorptionshelfer", da sie die Verwertung und Wirkung von Vitalstoffen um ein Vielfaches erhöhen. Kein Wunder, dass Claus Barta in seinem Buch „Moringa oleifera" zu dieser Pflanze schreibt: *„Gäbe es einen multidimensionalen Nobelpreis für eine Pflanze: Moringa oleifera hätte ihn mit Sicherheit erhalten."*

Wer Moringa regelmäßig isst, braucht sich keine Gedanken mehr um eine optimale Nährstoffversorgung zu machen. Die mit Abstand nährstoffreichste Pflanze der Welt enthält mehr als neunzig gesundheitlich bedeutsame Nährstoffe, in natürlichem Verbund, mit synergistischen Effekten, und ist damit optimal bioverfügbar. Aus einer solchen „Symphonie der Nährstoffe" kann sich der Organismus das aussuchen, was er gerade braucht. Enzyme brauchen Coenzyme, vor allem Mineralstoffe, zur Verstoffwechselung. Wer nur Eiweiß zu sich nimmt, kann es ohne eiweißspaltende Enzyme nicht richtig verarbeiten und nutzen, der Darm verschlackt mit Eiweißrückständen. In Moringa finden sich alle diese Stoffe reichlich und in ausgewogenem Verhältnis. Mit Moringa ist es so, als fiele nach langer Trockenzeit endlich der lang ersehnte Regen auf ein ausgetrocknetes Stück Land. Das Leben, die Lebenskraft wird wieder erweckt.

Kreuzblütler, einmalig gesund

Professor Walter Veith hat in seinem Grundlagenwerk „Ernährung neu entdecken - der Einfluss der Ernährung auf unsere Gesundheit“ den Kreuzblütlern, zu denen auch Moringa gehört, ein Denkmal gesetzt. Kreuzblütler sind reich an essenziellen Nährstoffen, die sich der Mensch über die Nahrung zuführen muss, und sie sind dafür bekannt das Krebsrisiko zu reduzieren. Sie sollten daher eine herausragende Position in der Ernährung einnehmen. Pflanzen wie Brokkoli, Meerrettich oder Senf enthalten eine beträchtliche Menge Schwefel. Schwefeldioxid verhindert die Oxidation von Vitamin C und verhindert so den Vitaminverlust bei der Lagerung und beim Kochen von Lebensmitteln.

Bei der Verteilung von krebsvorbeugenden Phytostoffen in Pflanzen stehen Kreuzblütler an erster Stelle. Sulfide, Flavonoide, Glucarate, Carotinoide, Cumarine, Monoterpene, Triterpene, Phenolsäure, Indole und Isothiocyanate: Das sind mehr Krebshemmer, als jede andere Pflanzenfamilie zu bieten hat. Einige dieser Stoffe kommen auch in anderen Pflanzen vor, aber nicht so gehäuft wie im Moringa. Man hat festgestellt, dass der Verzehr von Kreuzblütlern, und von Gemüse allgemein, im menschlichen Körper ganz spezielle Enzyme aktiviert, die den Organismus von schädlichen Stoffwechselprodukten befreien und eine große Reinigungswirkung vollbringen. Ebenso wie Salvestrole und Catechine in Moringa reduzieren sie eindeutig das Krebsrisiko.

Die Pflanze der Superlative

Moringa ist eine Pflanze der Superlative und gilt als die vitaminreichste Pflanze auf Erden. Moringa-Blattpulver von Bio-Moringas enthält doppelt so viel hochwertiges Eiweiß wie Soja, siebenmal so viel Vitamin C wie Orangen, viermal so viel Vitamin A wie Karotten, 17-mal so viel Kalzium wie Milch, 25-mal so viel Eisen wie Spinat, 15-mal so viel Kalium wie Bananen, siebenmal so viel Vitamin B1 und B2 wie Hefe, sechsmal so viele Polyphenole wie Rotwein, viermal so viel Folsäure wie Rinderleber, viermal so viel Vitamin E wie Weizenkeime, doppelt so viel Magnesium wie Braunhirse, alle essenziellen Aminosäuren und fast alle nicht-essenziellen in einem idealen Aminosäuren-Profil. Es enthält doppelt so viele Faserstoffe wie Weizenvollkornprodukte, eineinhalbmal so viele essenziellen Aminosäuren wie Eier, 26 antientzündliche Substanzen, 46 Antioxidantien für Gesundheit und langes Leben, sehr hohe Anteile der wertvollen Omega-Fettsäuren

Omega-3, -6 und -9, und von allen bisher untersuchten Pflanzen hat sie die höchste Konzentration an Chlorophyll, am Wunderstoff Zeatin und an Salvestrolen, der Antwort der Natur auf Krebs.

Das in Moringa vorhandene Pflanzenhormon Zeatin sorgt dafür, dass die Zellen ihre „Türen“ für Vitalstoffe öffnen und dass diese bis zu dem Platz begleitet werden, an dem die Zellen sie benötigen. Die Wirksamkeit der Vitalstoffe wird so im Durchschnitt versechsfacht. Dies steigert die Bedeutung von Morina angesichts auch bei uns verbreiteter Vitalstoffdefizite erheblich. Kein Wunder, dass ältere Konsumenten von Moringa berichten, sie fühlten sich um Jahre jünger und vitaler.

Beispiellos ist bei Moringa auch der ORAC-Wert, der das antioxidative Potenzial ausdrückt. Antioxidantien beseitigen aggressive Sauerstoffverbindungen, so genannte freie Radikale, die für degenerative Erkrankungen und vorzeitige Alterung verantwortlich sind. Das unabhängige Prüflabor für Lebensmittelchemie „Institut Prof. Dr. Georg Kurz GmbH“ in Köln untersuchte Blattpulver von Moringas, die in Bioqualität auf Teneriffa wachsen. Das Ergebnis: Ein noch von keinem Lebensmittel erzielter ORAC-Wert von atemberaubenden 75.000. Der absolute Weltrekord! Dieser Baum der Superlative mit seiner einmaligen Vitalstoffdichte sprengt alle bisherigen Maßstäbe für gesundheitsfördernde Pflanzen. Ein Baum für alle Fälle, ein wahrer Wunderbaum, erobert die Welt.

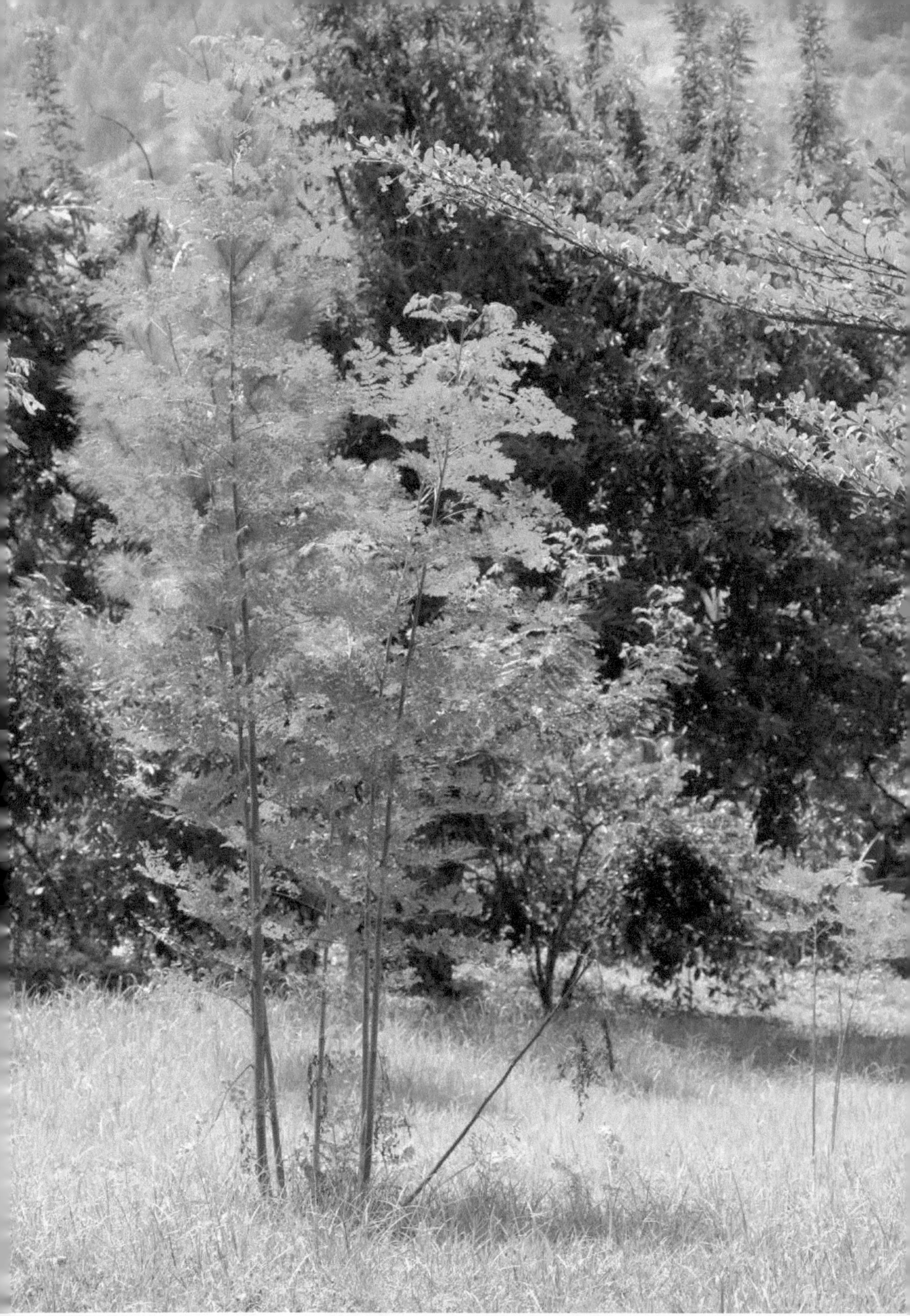

EINLEITUNG

Faszination Moringa

„Pflanze einen Baum, und Du kannst nicht ahnen,
wer einst in seinem Schatten weilt."
- Autor unbekannt, gefunden im Arboretum bei Hamburg

„Moringa ist die eierlegende Wollmilchsau der Pflanzen."
- Alexander Benra von „Trees for the Future"

Bäume, Wunder des Lebens

Die Wälder der Erde spenden lebenswichtigen Sauerstoff, reinigen die Luft, bilden Humus und verhindern Erosion. Viele Bäume tragen Früchte, die uns gesund erhalten und mit Vitaminen, mit „Lebensstoffen", versorgen. Sogar unsere Vorfahren haben schon Bäume gegessen!

Unter dem Titel „Frühmenschen verzehrten auch Baumrinde und Blätter" berichtete darüber das Hamburger Abendblatt vom 28.6.2012. Der Speiseplan der frühen menschlichen Vorfahren war also reichhaltiger als von den Forschern bisher gedacht; unsere Vorfahren hatten Bäume „zum Fressen gern". Bäume schenken nicht nur Leben, energetisch betrachtet sind sie Kraftspender. Wie viele andere Völker wussten das auch schon die alten Germanen, die ihre „heiligen Bäume" verehrten.

Häuptling Seattle prophezeite, dass das Leben auf der Erde versiegt, wenn der letzte Baum gefällt wird.

Probiere einmal eine indianische Baummeditation aus: Lehne Dich dabei mit dem Rücken an einen Baum, der Dich anspricht. Lege dabei eine Hand auf das Solarplexus-Zentrum oberhalb des Bauchnabels, die andere gegenüber mit der Handinnenfläche auf die Baumrinde. In Kürze wirst Du merken, dass eine erst subtile und dann immer stärker werdende Kraft Dich durchflutet und belebt.

Schon als Kind faszinierten mich Bäume. Ich habe die gigantischen Redwood Trees in Kalifornien besucht, deren wie gotische Kathedralen himmelwärts strebende Kronen den Betrachter in ehrfürchtiges Staunen versetzen und ihm das Gefühl von Erhabenheit und Beständigkeit schenken. Der 1.000 Jahre alte Drachenbaum in Icod auf Teneriffa wurde meine Wallfahrtsstätte, wann immer ich diese Insel besuchte.

Bäume haben mich schon immer fasziniert. In meinem Schrebergarten pflanzte ich als ersten „Amtsakt" Obstbäume wie Birnen, Pflaumen, Kakis, Maulbeeren, Äpfel und Kirschen, die jetzt nach 15 Jahren herrlich tragen. Auch in meinem Hausgarten stehen Obstbäume. In meinem Buch „Heilkraft aus den Tropen" habe ich 32 tropische und subtropische Früchte mit ihren gesundheitlichen Vorzügen porträtiert. Die meisten wachsen auf Bäumen. Früchte schenken uns Vitamine, Enzyme, Antioxidantien und andere Vitalstoffe; sie können sogar Krankheiten heilen. Einer besonderen Frucht, der Papaya oder Baummelone, habe ich 1998 ein eigenes Buch gewidmet.

Warum jetzt meine Begeisterung für Moringa?

Was hat mich jetzt bewogen, ein Buch über einen weiteren Baum zu schreiben? Ein Baum, der den klangvollen Namen „Moringa oleifera" trägt, bei uns so gut wie unbekannt ist, aber weltweit das Leben von Tausenden gerettet und die Gesundheit von zahllosen Menschen auf ein bisher unbekanntes Niveau, auf dem Lebensfreude und Vitalität zuhause sind, gehoben hat? Dieser unscheinbare Baum stellt vielleicht das größte Geschenk von Mutter Natur an uns Menschen und die uns anvertrauten Tiere dar. Es handelt sich um ein seltenes Adaptogen, eine Heilpflanze, die sämtliche körperlichen und seelischen Funktionen optimiert. Wer Produkte des Moringa-Baumes verzehrt, aus Blättern, Blüten oder Samen, wird die Heilwirkung am eigenen Leibe spüren und auch das Gefühl empfinden, die Welt umarmen zu können.

Moringa rettet Menschenleben

Was macht diesen Baum so besonders? Er stellt ist Füllhorn an Vitalstoffen. Selbst widerstandsfähig gegen Krankheiten jeder Art, gibt er diese Fähigkeit an diejenigen weiter, die ihn verzehren, und hilft dem Körper vielerlei Krankheiten auszuheilen. Seine Vitalkraft ist einzigartig, wächst er doch bis zu sechs Meter pro Jahr, auch bei minimaler Bewässerung. Ursprünglich aus der Himalaya-Region Nordwestindiens stammend, hat er alle tropischen und subtropischen Länder erobert. Überall wird ihm Respekt und Verehrung entgegengebracht. Seine Bezeichnungen sind auch „Wunderbaum", "Mutters bester Freund" oder „Lebensspender".

Mangelernährten Kinder in unterentwickelten Ländern hat er zum Überleben verholfen. Das Kolpingwerk schreibt in seinem Projektkatalog über seine Partnerschaft mit Nigeria: *„Heute, nach mehr als zwanzig Jahren Werbung durch die Weltgesundheitsorganisation WHO, wird Moringa als Wundergemüse angesehen, als ein günstiges Mittel der Unterernährungsbekämpfung in ärmeren Ländern der Welt."* Alice Ilaga vom Landwirtschaftsministerium der Philippinen schreibt: *„Moringa - bei uns heißt die Pflanze Malunggay - kann Leben retten, ein höheres Einkommen generieren, Millionen von Arbeitsplätzen schaffen; durch Moringa-Anbau können brachliegende Landwirtschaftsflächen wieder genutzt werden."*

Moringa, auch für uns ein Geschenk des Himmels

Wir leiden zwar nicht unter Hunger, aber viele Menschen bei uns „verhungern an vollen Töpfen". Trotz reichlicher Kalorienzufuhr nehmen viele nicht genügend Vitalstoffe auf und leiden daher an subklinischen Mangelzuständen. Daher ist der Moringa-Baum auch für Industrieländer ein großer Segen. Selbst Menschen wie ich, die sich vitalstoffreich und gesund ernähren, können vom Wunderbaum profitieren. Wenn ich von meinen Moringa-Bäumchen auf der Fensterbank nasche, werde ich augenblicklich „high", energiegeladen und beschwingt! Ich bin mir daher sicher, dass auch Du, wenn Du dieses kleine Buch über eine so großartige Pflanze gelesen hast, den Wunsch verspürst, Deine Lebensfreude, Vitalkraft und Leistungsfähigkeit auf gesunde und nachhaltige Weise zu steigern. Mit den Worten von Professor Klaus Becker vom Tropenzentrum der Universität Hohenheim: *„Der Moringa-Baum ist außerordentlich hilfreich gegen ernährungsbedingte Krankheiten - ein Phänomen unter den Nahrungs- und Heilpflanzen."*

Der Moringa-Baum hat einen außerordentlichen Nutzen und Wert für die gesamte Menschheit. Er wächst anspruchslos auch in Gegenden, in denen die Menschen wegen Trockenheit nicht genug zu essen haben. Dort wird er auch zur Wasserreinigung eingesetzt. Jährlich sterben in Entwicklungsländern Millionen von Menschen, vor allem Kinder, an verschmutztem Trinkwasser. Auch der bekannte Wissenschaftsjournalist und Forscher Ranga Yogeshwar widmete in der SWR-Sendung „Die größte Show der Naturwunder" vom 1. November 2007 dem Moringa-Baum seine besondere Aufmerksamkeit: *„Moringa ist wirklich ein faszinierender Baum - er schafft es sogar Bakterien zu töten! Im alten Indien wurde er auch Wunderbaum genannt. Man muss sich vorstellen: Um einen Liter Wasser bakterienfrei zu machen, braucht man lediglich ein Zehntel Gramm Moringa-Samen."*

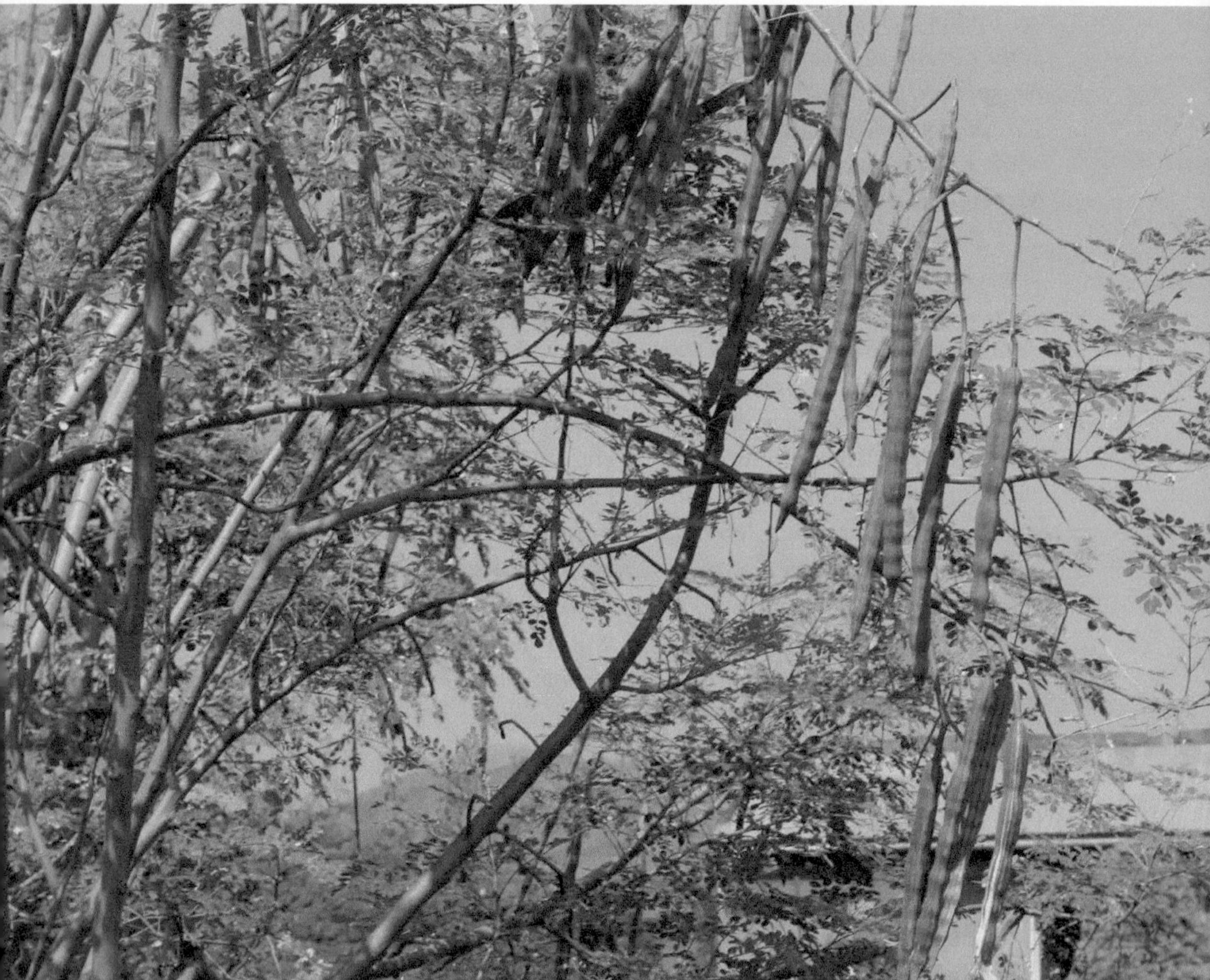

1. MEINE MORINGA-SCHLÜSSELERLEBNISSE

„Bewahre einen grünen Baum in Deinem Herzen, und vielleicht kommt dann ein Singvogel.“
- Chinesisches Sprichwort

Moringa, ein Symbol für Liebe, öffnet unser Herz

Seit 35 Jahren meditiere ich und seit 1981 praktiziere ich die Meditations- und Tiefenentspannungsmethode „authentisches Reiki“. Seit 1984 bin ich bundesweit als Reiki-Lehrerin tätig, mit mittlerweile fast 10.000 Seminarabsolventen. Außerdem praktiziere ich die Sitzmeditation Zazen. Ich bin daher vertraut mit hohen Schwingungen und feinstofflichen Energien.

Als ich im Frühling 2012 das erste Mal eine Moringa-Plantage auf Teneriffa besuchte, musste ich lächeln. Ich war wie bezaubert von den schlanken, leuchtend grünen Bäumchen mit ihren wunderschönen, gefiederten, ovalen Blättern und ihren strahlend-weißen Blüten, die so süß duften wie Maiglöckchen. Ich fühlte: Diese Bäume haben eine Aura, sie erzeugen ein unsichtbares, aber deutlich wahrnehmbares Kraftfeld aus Licht um sich herum. Ich erlebte beim Gang durch die Reihen der Bäumchen: Dies ist ein heiliger Hain.

Moringa ist ein Geschenk des Schöpfers an die Menschheit in einer Zeit der Not. Seit einigen Generationen ernähren wir uns alles andere als gesund und artgerecht. Meist sitzen wir in geschlossenen Räumen und gehen durchschnittlich nur 800 Meter täglich zu Fuß. Dabei haben wir heute viel mehr Stress und Umweltgifte zu verarbeiten als jemals zuvor. Doch Moringa gibt uns alles, was wir wirklich brauchen, um die Anforderungen des Alltags zu bewältigen. Diese Pflanze schenkt viel: sich selbst. Zwanzig Jahre und länger toleriert sie, dass wir sie alle paar Wochen auf einen Meter Höhe zurückschneiden, und sie wächst in einem atemberaubenden Tempo immer wieder neu. Sie wird durch den Beschnitt sogar noch stärker und üppiger!

Rudolf Steiner sagt, jede Pflanzenart habe einen Archetypen oder eine Wesenheit, die dafür sorgt, dass aus einem Petersiliensamen eine Petersilienpflanze wird und nicht zum Beispiel Schnittlauch. In der weltberühmten Findhorn-Gemeinschaft in Schottland nennt man diese Wesenheit „Deva“, nach der altindischen Bezeichnung für „Gottheit“.

Wenn Du mit dem Moringa-Deva in Kontakt kommst, erlebst Du Liebe, tiefen Frieden, Freude und Dankbarkeit. Du kannst Dir ein Moringa-Bäumchen anschaffen oder einfach Deine Hände über getrocknete Moringa-Blätter oder das grüne Blatt-Pulver halten, um eine innere Verbindung aufzubauen. Vielleicht erlebst Du dann in Deinen Händen ein leichtes Kribbeln oder Wärme. Moringa ist ein Heilmittel für Körper, Seele und Geist und bringt uns in Kontakt mit unserem unendlichen Potenzial, unserer wahren Natur, dem Ozean an Möglichkeiten in uns selbst.

Skifahren mit Moringa

Kurz vor meinen Skiferien in Grindelwald Ende März 2012 begann ich, Moringa zu essen. Ich komme nur einmal im Jahr für eine Woche zum Skifahren. Die ganze Zeit über hatte ich einen Skilehrer für mich allein. Was schön, aber auch sehr anstrengend ist. Den ganzen Tag war ich ohne Ermüdung dabei; auf meinen Wunsch hin verkürzten wir die Mittagspause auf eine halbe Stunde. Der Skilehrer war begeistert von meiner Kondition und meine schnellen Fortschritte. Ich stieg in nur sechs Tagen von Stufe 4 zu Stufe 6 auf; die höchste Stufe liegt bei 7. Auch die schwierigen schwarzen Pisten waren dieses Mal kein Problem. In bis dato für mich unbekannter Geschwindigkeit fegten wir gekonnt und elegant über die Pisten. Was für ein Erlebnis, vor der Kulisse von Eiger, Mönch und Jungfrau! Abends war ich dank Moringa so energiegeladen, dass ich mich lange mit der Besitzerin des Hotel unterhielt, an meinem Moringa-Buch schrieb oder Tanzen ging.

Haare und Sonnenbrand

Meine langen Haare sind eher trocken und waren durch Salzwasser und Sonne am Strand von Teneriffa wie Stroh geworden. Ich tunkte die Haare in Behen-Öl aus Moringa-Samen, massierte das Öl gut ein und umwickelte die Haare mit einem Handtuch, das ich mit einem Haargummi fixierte. Damit schlief ich. Am nächsten Morgen wusch ich die Haare und spülte sie gründlich. Obwohl ich keine Spülung verwendete, waren sie glänzend und weich und hatten eine Spannkraft, wie ich sie nicht kannte.

Meditation in einer Moringa-Plantage

Am 29. Mai 2012 durfte ich eine Stunde lang in der Moringa-Plantage von „MoringaGarden®“ in der Nähe von Candelaria meditieren. Ich setzte mich auf eine kleine grüne Bank inmitten der etwa eineinhalb Meter hohen Bäume. Zu hören war allein das zarte Rascheln der Blätter, Vogelzwitschern und das Summen von kanarischen Bienen, die eifrig die Blüten bestäubten. Ich nahm wahr: Die Bäumchen wollen gern mit uns kommunizieren! Sie schickten mir die Botschaft: „Wir stehen für Kraft, Frieden, Freude und Liebe. Liebe ist das Höchste. Wer liebt, hat Kraft. Er erlebt Frieden. Aus Frieden erwächst Freude. Liebe ist die Grundlage von allem. Das Einzige, was sich vermehrt, wenn wir es verschenken. Wir sind biegsam. Das heißt: Seid flexibel, offen, tolerant. Wir geben von Herzen und laden euch ein, dasselbe zu tun."

Mir wurde klar, dass die Seele dieser Pflanze in der Wurzel steckt. Alles, was darüber wächst, entspricht unseren Haaren oder Fingernägeln. Wenn Moringa beschnitten wird, tut es der Pflanze nicht weh. Sie entwickelt eine neue Schönheit, indem sie sich seitlich ausbreitet. Dennoch möchten die Bäumchen, dass wir sie mit Dankbarkeit beschneiden und würdigen. Sie forderten mich auf, die Augen zu öffnen. Ich war überwältigt von dem zarten, leuchtenden Grün, das mich an Buchenblätter bei uns im Mai erinnerte. „Dies ist die Farbe des Lebens. Lebenskraft, ja Leben schenken wir euch. Grün ist auch die Farbe des Herzens. Wir öffnen die Herzen der Menschen." Als ich die Blätter dann streichelte, war ich froh, dass mir niemand zusah. Und gleichzeitig sagten mir die Moringa-Bäumchen: „Wir mögen das. Es ist, als streichelte man uns übers Haar." Beeindruckend an meiner Reise nach Teneriffa war für mich auch, wie entspannt gestandene Männer, darunter auch Wissenschaftler und Forscher, im Zusammenhang mit Moringa Begriffe wie „Liebe" benutzen. Und ich fühlte: Die Dankbarkeit und Begeisterung für diese Pflanze macht alle, die diese Gefühle teilen, zu Mitgliedern einer großen Familie.

Meine Mini-Plantage aus fünf Moringa-Bäumchen auf der Fensterbank, drei davon selbst gezogen, sind der Kraftort in meiner Wohnung. Wenn ich die grünenden und auch schon blühenden Bäumchen anschaue oder mit Reiki behandele, indem ich die Hände um den zarten Stamm oder um das Blätterdach halte, schenken sie mir Energie und Lebensfreude. Die größeren Bäumchen sagen mir, wann ich welches Blatt und welche Blüte ernten darf. Auch die Blattstengelchen schmecken lecker würzig-süß. Du wirst in direktem Kontakt mit der Moringa-Pflanze oder der Wirkung der Produkte, die aus ihr gewonnen werden, persönlich erfahren: Moringa ist ein Ausdruck bedingungsloser Liebe zu Mensch, Pflanze, Tier, ja zur gesamten Schöpfung. Sie öffnet unsere Herzen. Und zaubert jedem, der sich ihr öffnet, ein Lächeln aufs Gesicht.

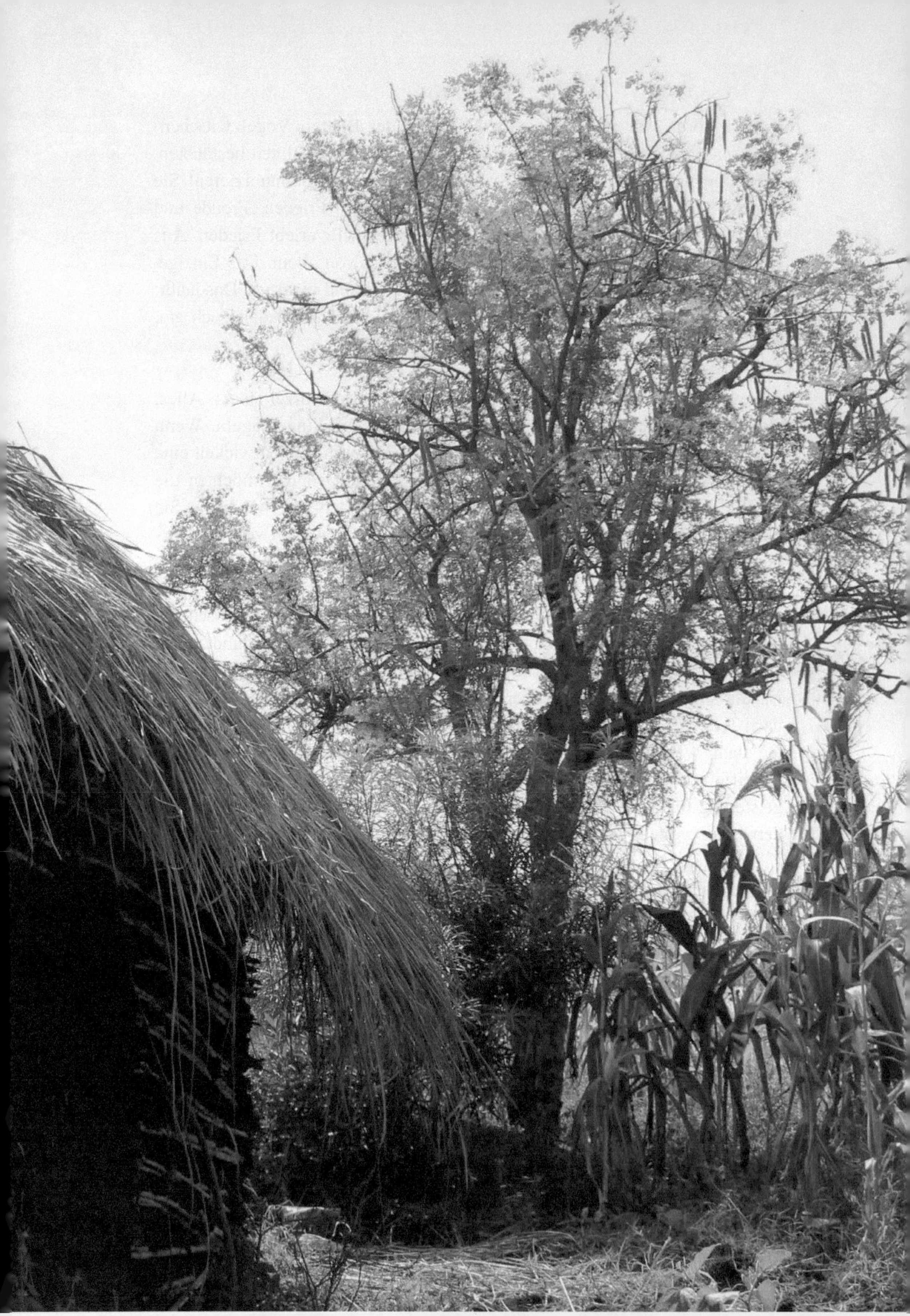

2. INHALTSSTOFFE IM EINZELNEN

(nach: Institut Prof. Kurz GmbH, unabhängiges Prüflabor, Köln, März 2012)

Du erinnerst Dich: Moringa ist eine Pflanze der Superlative. Hier noch einmal die Vergleichszahlen zum Kopieren und Weiterreichen. Moringa-Blattpulver enthält:

- doppelt so viel hochwertiges Eiweiß wie Soja,
- 7-mal so viel Vitamin C wie Orangen,
- 4-mal so viel Vitamin A wie Karotten,
- 17-mal so viel Kalzium wie Milch,
- 25-mal so viel Eisen wie Spinat,
- 15-mal so viel Kalium wie Bananen,
- 7-mal so viel Vitamin B1 und B2 wie Hefe,
- 6-mal so viele Polyphenole wie Rotwein,
- 4-mal so viel Folsäure wie Rinderleber,
- 4-mal so viel Vitamin E wie Weizenkeime,
- doppelt so viel Magnesium wie Braunhirse,
- doppelt so viele Faserstoffe wie Weizenvollkornprodukte,
- 1,5-mal so viele essenziellen Aminosäuren wie Eier,
- 26 antientzündlich wirkende Substanzen,
- 46 Antioxidantien,
- hohe Anteile hochwertiger Fettsäuren Omega-3, -6 und -9,
- den Höchstwert an Chlorophyll, der je gemessen wurde,
- die Wunderstoffe Zeatin und Salvestrole.

Brennwertanalyse:

Fett (%)	4,40
- davon gesättigte Fettsäuren (%)	0,78
- davon ungesättigte Fettsäuren (%)	0,25
- davon mehrfach unges. Fettsäuren (%)	3,29
- davon trans-Fettsäuren (%)	<0,1
Fett i. Tr. (%)	4,68
Gesamteiweiß (%)	26,3

Untersuchung auf fett- und wasserlösliche Vitamine

Vitamin A (µg/100g) (Retinol)	<4,0
Vitamin A (µg/100g) (Beta-Karotin)	26
Vitamin A (µg/100g) (berechnet)	4,4
Vitamin D3 (µg/100g) (Cholecalciferol)	<0,03
DL-α-Tocopherol (mg/100g)	60
DL-β-Tocopherol (mg/100g)	<0,2
DL-γ-Tocopherol (mg/100g)	1,7
DL-δ-Tocopherol (mg/100g)	<0,2
Summe DL-α-Tocopherole (mg/100g)	62
Vitamin E (mg/100g)	45
Vitamin K1 (µg/100g)	831
Biotin (µg/100g)	19
Folsäure (µg/100g)	676
Niacin (mg/100g)	9,8
Pantothensäure (mg/100g)	0,49
Vitamin B6 (mg/100g)	0,93
Vitamin B12 (µg/100g)	1,4

Chemische Analyse

Kalzium (mg/100g)	1143
Kalium (mg/100g)	2061
Magnesium (mg/100g)	1050
Phosphat (mg/100g)	16,1
Eisen (mg/100g)	60
Zink (mg/100g)	2,88
Chlorogensäure (g/100g)	0,11
Ochratoxin (µg/100g)	<0,3*

*Der angegebene Wert entspricht der Bestimmungsgrenze.

Chemische Analyse: Polyphenole

Summe der Hydroxyzimtsäuren (mg/g)	385,8
Summe der Flavenole (mg/g)	19,3

Polyphenole im Einzelnen

Chlorogensäure (mg/100g)	51,8
Rutin (mg/100g)	32,8
Quercetin-hexosid (mg/100g)	130
Kaempferol-rutinosid (mg/100g)	13
Quercetin-acetyl-hexosid-Derivat(mg/100g)	22,1
Quercetin-acetyl-hexosid 1 (mg/100g)	503
Kaempferol-hexosid (mg/100g)	27,3
Quercetin-acetyl-hexosid 2 (mg/100g)	37,6
Quercetin-acetyl-hexosid 3 (mg/100g)	32,4
Kaempferol-acetyl-hexosid-Derivat (mg/100g)	13,4
Kaempferol-acetyl-hexosid 1 (mg/100g)	134
Quercetin-acetyl-hexosid (µg/100g)	12,3
Kaempferol-acetyl-hexosid 2 (mg/100g)	11,8
Kaempferol-acetyl-hexosid 3 (mg/100g)	1,51
Kaempferol-acetyl-hexosid 4 (mg/100g)	6,4
Quercetin-hexosid-Derivat 1 (µg/100g)	3,78

Chemische Untersuchung (Methode ORAC FL)

ORAC	75000
Chlorophyll (mg/kg Blatt Trockenmasse)	6890

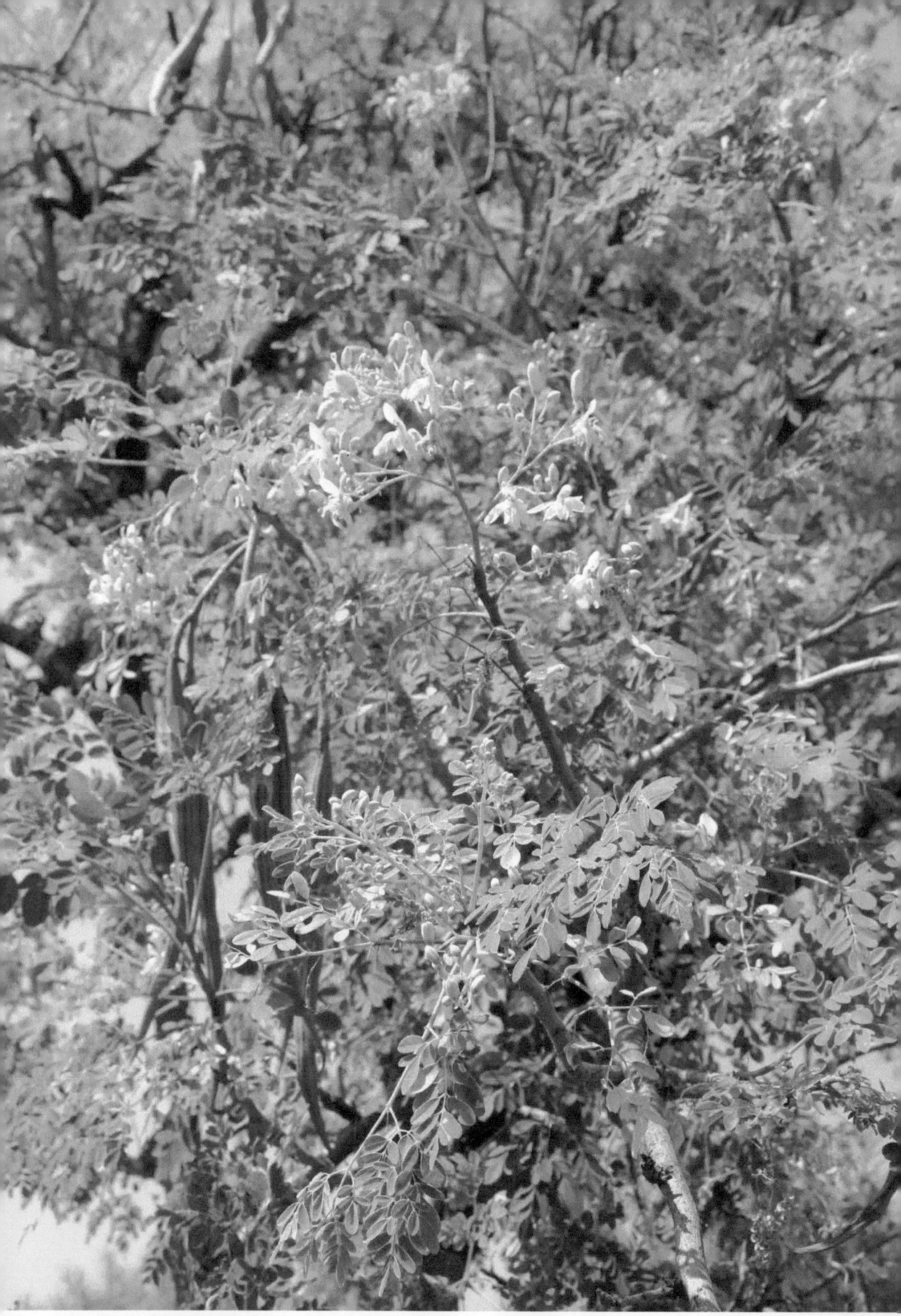

3. BOTANIK, VERBREITUNG UND ANWENDUNG VON MORINGA

„Moringa ist der grüne Diamant für Afrika und andere Entwicklungsländer."
- Dr. Jean-Baptiste Nduwayezu, Botswana

Wie sich die Pflanze verbreitete

Moringa oleifera gehört zur botanischen Familie der Moringaceae bzw. Bennussgewächse. Diese Pflanzenfamilie ist mit einer Gattung und dreizehn Arten sehr klein. Verwandt mit Moringa sind Kreuzblütengewächse und Kaperngewächse. Ursprünglich stammt der Baum aus den Provinzen Agra und Oudhs am Fuße des Himalaya in Nordwestindien und wird bereits in den altindischen Veden erwähnt. Schon in den „Shushruta Sanhita", die zu Beginn des 1. Jh. v. Chr. geschrieben wurden, ist vom Moringa die Rede. Es gibt jedoch Belege dafür, dass dieser Baum in Indien schon seit vielen Tausend Jahren bekannt ist. Der botanische Name „Moringa" leitet sich von der in der indischen Malabar-Region üblichen Bezeichnung für die Art Moringa oleifera: „Moringo" ab. Es gibt allerdings auch Unterarten wie Moringa ruspoliana oder Moringa hilderandtii, die ihr natürliches Verbreitungsgebiet in Afrika haben. Am Horn von Afrika ist die Artenvielfalt von Moringa mit acht endemischen, dort heimischen, und einer zugewanderten Sorte am höchsten.

Der kleine Flaschenbaum gelangte bereits in prähistorischer Zeit über Südindien nach Ceylon, später durch Kaufleute auch an die ostafrikanische Küste. Im 19. Jahrhundert förderten die Engländer weitere Anpflanzungen in Indien. Sie betrachteten die Wurzeln wegen ihrer scharfen Senfölglykoside, die stark nach Meerrettich riechen, als Ersatz für Meerrettich und nannten den Baum daher „horse radish tree", Meerrettichbaum. Moringa wurde auch nach Amerika gebracht. Die verwandte Art Moringa peregrina stammt ebenfalls aus Indien und war schon im Altertum in Afrika verbreitet, wie Samenfunde in ägyptischen Pharaonengräbern und die Erwähnung bei Dioskurides belegen.

Heute wächst Moringa oleifera in Indien, Indonesien, Sri Lanka, in der Karibik, in Afrika, in Mittel- und Südamerika und wird neuerdings auch auf den kanarischen Inseln Fuerteventura und Teneriffa angebaut. Indien ist mit einer jährlichen Produktion von bis zu 1,3 Millionen Tonnen Früchten auf einer Anbaufläche von fast 400 Quadratkilometern der größte Moringa-Produzent. Moringas wachsen immer in Gruppen; einzeln kommen sie so gut wie nie vor. In seiner Heimat Indien wird er oft „Baum des Lebens“ und „Wunderbaum“ genannt, deckt er in der Ayurveda doch mehr als 300 Indikationen ab. Auf den Philippinen nennt man ihn „Mutters besten Freund“, weil er Qualität und Quantität der Muttermilch erhöht und die Kinder optimal mit Nährstoffen versorgt. In Afrika heißt Moringa sogar „nebedaye“, was „niemals sterben“ bedeutet. Entwicklungsländer betrachten ihn als „grünen Diamanten“.

Der Baum: auf den ersten Blick unscheinbar, aber zum Verlieben

Vielleicht ist der Moringa-Baum auf den ersten Blick unscheinbar. Wer aber einmal in seinen Bann gerät, entwickelt ein fast zärtliches Gefühl für ihn, zu seinen zarten Blättern und Blüten und seinem schlanken flaschenförmigen Stamm. Moringa ist anspruchslos, ist gegenüber Krankheiten und Schädlingen immun, und gedeiht auch in trockenem Klima auf sandigem Boden. Der Baum hat tiefe Wurzeln, die ihm das Überleben in Trockengebieten sicherten. Seine Wachstumsgeschwindigkeit ist beeindruckend: In nur einem Jahr wächst Moringa bis zu sechs Meter hoch und trägt schon im ersten Jahr Früchte. Ein Baum produziert jährlich bis zu 5.000 Samen! Pro Hektar kann man so bis zu drei Tonnen Samen ernten.

Moringa oleifera wird bis zu zwölf Meter hoch, wenn man ihn nicht beschneidet, und kann mehr als zwanzig Jahre alt werden. Das Holz ist weich, die Rinde hell. Die lichte Krone erlaubt Mischkulturen mit Gemüse, denn es kommt genügend Sonnenlicht hindurch. Die Blüten mit fünf Blütenblättern wachsen an feinflaumigen, rispenförmigen Blütenständen, sind cremefarben bis rosa und duften süß, ähnlich wie Maiglöckchen oder Honig, aber einzigartig. Sie eignen sich für leckere Tees und als Bienenweide für Moringa-Honig. Die Kelchblätter sind linearlanzettlich und zurückgebogen, die Blütenblätter spatelförmig und geädert.

Die Blätter sind doppelt gefiedert und erinnern an Robinienblätter. Die Samenschoten sind dreieckig, wobei die Samen drei kunstvoll ineinander geschachtelte Reihen bilden. Die schwarz und weiß geflügelten Samenhüllen enthalten bis zu 35 weiße Samenkerne. Die herabhängenden Schoten werden bis zu 90 cm lang. Aus 10kg Samen lassen sich zwei bis drei Liter feinstes Moringa-Öl pressen. Die unreifen Früchte können wie Bohnen gedünstet werden, ihr Geschmack erinnert dann an Spargel. Die kresseartig schmeckenden Blätter werden ebenfalls als Gemüse genutzt.

Am besten wachsen Moringas bei Temperaturen zwischen 25 und 40 Grad Celsius. Der jährliche Niederschlag sollte mindestens 500ml pro Quadratmeter betragen. Moringas wachsen in einem Bereich zwischen Meereshöhe und 1.000 Metern. Sie vertragen keinen Dauerfrost und stellen ihr Wachstum bei Temperaturen unter 15 Grad ein, wie man sie bei uns in Deutschland halten kann, beschreibe ich in Kapitel 5„Moringa-Anbau zuhause“.

Ein essbarer Baum mit unerreichter Vitalstoffdichte und Heilkraft

Jeder Teil des Baumes - Blüten, Rinde, Blätter, Harz, Wurzeln, Samen - ist nutzbar und besitzt Heilkräfte (vgl. Kapitel 6 über „Moringa in der Volksmedizin“). So werden in vielen Krankenhäusern Indiens Patienten mit Moringa behandelt. In manchen Ländern würzt man Saucen und Suppen mit Blattpulver und kocht die frischen Blätter wie Spinat. Dank des hohen natürlichen Salzgehaltes braucht man Moringa-Gemüse nicht zu salzen. In Nicaragua gibt man Moringa-Pulver dem Einweichwasser von Reis zu, der dadurch beim Kochen grün und würzig wird. In Thailand blanchiert man die jungen Zweige und serviert sie mit einem Dip oder in einer Suppe. In Afrika werden Moringas als Grenzmarkierungen für Häuser und Farmen, als lebende Mauern, angepflanzt.

Moringa, Multitalent und Tausendsassa

Moringa ist ein Luftstickstoffsammler und damit ein Bodenverbesserer. Moringa-Spray aus den Trieben dient als Wachstumsförderer für Kulturpflanzen. Der Öltrester kann als Dünger oder Viehfutter verwendet werden. Durchschnittlich erhöht Moringa im Futter die Milchleistung um ein Drittel. Kühe, die ohne Moringa neun Liter Milch pro Tag gaben, gaben mit Moringa zwölf Liter. Mit 100 bis 130 Tonnen pro Hektar liefert Moringa oleifera die größte Menge Biomasse aller Nutzpflanzen; Chinaschilf und Hanf bringen es maximal auf 40 Tonnen. Moringa kann zu Bioethanol verarbeitet werden und hat als Energiequelle vor allem in Brasilien eine lange Tradition. Bei der Verbrennung entsteht weder Ruß, noch Feinstaub oder Smog. Mit Moringa oleifera können pro Hektar mehr als 20.000 Liter Alkohol zur Ethanol-Herstellung gewonnen werden. Biodiesel mit Moringa-Öl hat einen ungewöhnlich hohen Cetanwert, vergleichbar mit dem Oktanwert bei Benzin. Die Verbrennungsqualität ist also sehr gut. Aufgrund der riesigen Biomasse auf kleinster Fläche kann der Anbau von Moringa sowohl zur Energiegewinnung als auch zur Nahrungsmittelproduktion betrieben werden. Moringa ist unglaublich ergiebig und energieeffizient. Selbst die Rückstände in der Verwertungskette stiften noch Nutzen als Dünger oder Viehfutter!

Moringa kann in Entwicklungsländern und auch bei uns die Nährstoffversorgung sicherstellen und optimieren. Die Samen eines einzigen Baumes reichen aus, um bis zu 30.000 Liter Wasser zu filtern, und um ein Fass Flusswasser zu reinigen, genügen 200-300mg Samenpulver. Der frische Presssaft kann als Blattdünger, der Ölkuchen als Pflanzendünger verwendet werden. Derzeit untersucht man, ob die Alkaloide Spirochin und Moringin aus der Wurzelrinde als Antibiotikum im biologischen Pflanzenschutz Verwendung finden könnten.

Moringa, Lösung für das Welternährungsproblem?

Moringa hat schon vielen unterversorgten Menschen in Entwicklungsländern das Leben gerettet und ihnen Gesundheit geschenkt. In Südamerika, auf Haiti und in Afrika schwören viele private Entwicklungsorganisationen auf Moringa und haben zahllose erfolgreiche Projekte damit durchgeführt. Menschen in entwickelten Ländern sind zwar häufig übergewichtig, aber trotzdem mangelernährt. Auch für sie ist Moringa ein Geschenk des Himmels, wie die nachfolgenden Kapitel zeigen werden. In Afrika wird Moringa als Baum des ewigen Lebens betrachtet. In „Africa Live online“ vom 3.7.2008 heißt es: *„Moringa oleifera: Diese Blätter können Millionen Leben retten. Ein Baum, ein wundersamer Baum, der von seinen Wurzeln bis zu den Zweigen in der Krone Freude bringt - ein Baum, der uns ernährt, heilt und beschützt.“*

Ein einzigartiger Baum, der nicht viel braucht, aber sehr viel gibt

Auch im Kampf gegen den Klimawandel kann Moringa eine bedeutende Rolle spielen. Da dieser Wunderbaum aus einer Halbwüste kommt, ließe sich mit seiner Hilfe zum Beispiel die Ausbreitung der Sahara nach Süden und eine weitere Versteppung und Erosion aufhalten. Der Moringa-Baum nimmt CO_2 auf und produziert Sauerstoff. Daher könnte das Anpflanzen von Moringa-Wäldern einen wertvollen und wichtigen Beitrag gegen den Klimawandel leisten, was einige Entwicklungshilfeorganisationen bereits erkannt haben. Gleichzeitig schenkt dieser Baum den Menschen in armen Regionen ein besseres Auskommen und verbessert die ökonomische Lage der Landbevölkerung. Aus all den genannten Gründen ist Moringa vielleicht die Rettung für unsere individuellen und globalen Probleme, ob ökologisch, gesundheitlich, wirtschaftlich oder politisch. Claus Barta schreibt in seinem Buch „Moringa oleifera - die wichtigste Pflanze in der Menschheitsgeschichte“: *„In einer Zeit, in der Erfolgsrezepte fehlen, ist der Moringa-Anbau ein Visionsschalter, den man sofort drücken kann.“*

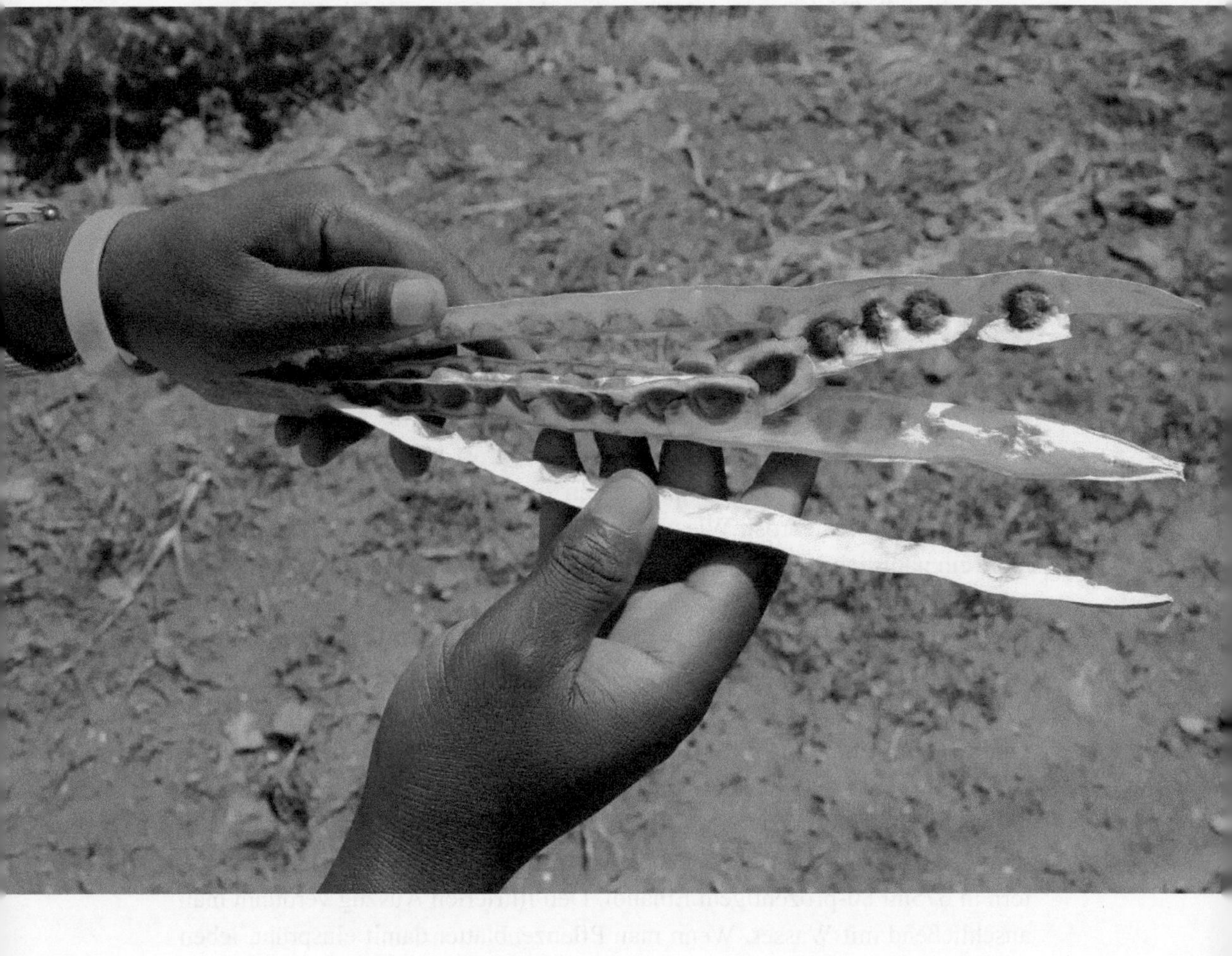

4. MORINGA, STÄRKUNGSMITTEL FÜR PFLANZEN

„Moringa oleifera, ein Baum mit vielen Talenten“
- Claus Barta

Moringa enthält Wachstumshormone für Mensch, Tier und Pflanze

Der Wunderbaum Moringa ist nicht nur das vielleicht wertvollste Nahrungsmittel der Welt, sondern hilft auch anderen Pflanzen! Die Zytokine, die den Moringa bis zu sechs Meter im Jahr wachsen lassen, aktivieren auch das Wachstum anderer Pflanzen. Presst man die jungen Moringa-Triebe aus und verdünnt das Pressgut mit Wasser, so ist das daraus hergestellte Spray ein hervorragender Wachstumsförderer für Nutzpflanzen jeder Art.

Ein Extrakt von Moringa-Blättern in 80-prozentigem Ethanol enthält Pflanzen-Wachstumshormone in konzentrierter Form. Er lässt sich stark verdünnt als Blattspray nutzen, um das Wachstum junger Pflanzen anzuregen. Wenn man dieses Spray anwendet, werden Pflanzen, kräftiger und widerstandsfähiger gegen Insektenbefall und Krankheiten. Wer wünscht sich dies nicht für seine Zimmer- und Gartenpflanzen! Gerade erzählte mir ein Freund, dass seine wunderschönen Sahara-Rosen von Rosenrost befallen sind und kaum blühen. Pfirsiche und Süßkirschen neigen zu Monilia, der Kräuselkrankheit, und Birnen zu Birnenrost. Wie schön wäre es, wenn man für all diese Probleme ein natürliches Mittel hätte, das die Pflanzen schön und gesund macht.

Positive Erfahrungen mit Moringa-Blatt-Spray: gesunde Pflanzen, reiche Ernten

Die Erfahrungen mit dem Moringa-Stärkungsspray sind überzeugend. Pflanzen tragen mehr und größere Früchte und bringen daher auch bessere Ernten. Den Extrakt kann man einfach durch Auspressen des Blattsaftes herstellen oder durch einen Alkoholauszug der Moringa-Wirkstoffe aus 20g Blättern in 675ml 80-prozentigem Ethanol. Den filtrierten Auszug verdünnt man anschließend mit Wasser. Wenn man Pflanzenblätter damit einsprüht, leben die Pflanzen länger, entwickeln sich besser und sind kräftiger, haben schwerere Wurzeln, größere Blätter, größere Früchte mit höherem Zuckergehalt und so weiter. Die Erntemenge erhöht sich um 20 bis 35 Prozent. Bei den-Knospen von Mungbohnen verdoppelt sich das Frischgewicht nahezu, und bei den Wurzeln nimmt es in noch größerem Ausmaß zu.

Moringa ist also nicht nur ein Geschenk der Natur für unsere Gesundheit und eine Lösung für Ernährungsprobleme in Entwicklungsländern. Moringa oleifera ist das Mittel, um genügend Nahrungsmittel für alle herzustellen! Entweder isst man Moringa direkt, verfüttert ihn an Nutztiere, um Wachstum und Milchleistung zu fördern, oder erzielt damit bessere Ernten als mit jedem anderen Dünger.

Hier ein paar Beispiele für die Steigerung des Ernteertrags durch Moringa-Pflanzenhormone bei ausgewählten Nutzpflanzenarten in Nicaragua, bezogen auf eine Fläche von 0,705 Hektar (laut Studie von Foidl, Makkar und Becker): Erdnusspflanzen brachten größere Blüten, eine bessere Qualität der Nüsse und eine Erntesteigerung auf 3.750kg (statt normal 2.954kg). Bei Sojabohnen hatten die Pflanzen größere Blüten, eine größere Biomasse und einen höheren Ertrag von 2.182kg (statt 1.591kg). Auch bei Mais war die Ernte mit 6.045kg (statt 4.454kg ohne Moringa-Stärkungsmittel) deutlich besser. Tomaten blühten vermehrt. Cantaloupe-Melonen verloren weniger Blüten nach der Befruchtung, wiesen einen höheren Prozentsatz an Fruchtzucker und Mineralien auf; der Ertrag steigerte sich auf 11.592 Stück (statt normal 8.820 Stück). Bei Kaffee wogen die einzelnen Bohnen mehr, waren größer und von besserer Qualität. Die Erntemenge stieg auf 1.682kg (statt 1.409kg). Bei schwarzen Bohnen ergab die Ernte 1.125kg (statt normal 945kg). Zuckerrohr hatte mehr Sprösslinge sowie einen höheren Zucker- und Mineralstoffanteil. Statt 77.320kg, wie normal, konnten auf der gleichen Fläche 82.400kg geerntet werden. Diese Ergebnisse sind sehr überzeugend.

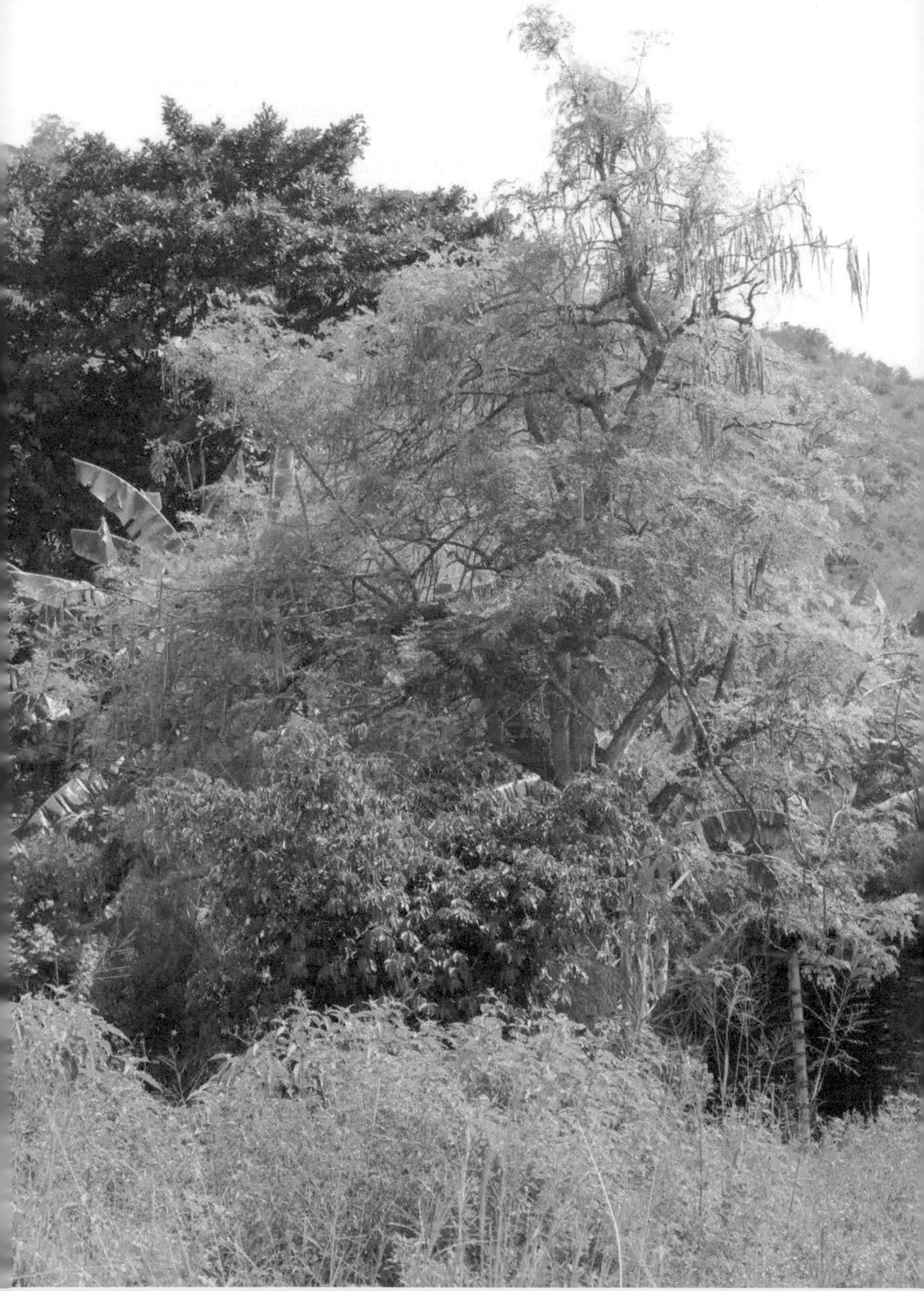

5. MORINGA-ANBAU ZUHAUSE

„Ich muss gestehen, dass ich in der Baumschule unter den fruchtbaren Bäumen lieber bin. Der Gedanke des Nutzens führt mich aus mir selbst heraus und gibt mir eine Fröhlichkeit, die ich sonst nicht empfinde."

- Johann Wolfgang von Goethe, in „Mit Goethe durch den Garten", Insel-Verlag

„Mit Botanik gibst Du Dich ab? Mit Optik? Was tust Du?
Ist es nicht schönrer Gewinn, rühren ein zärtliches Herz?!"
„Ach, die zärtlichen Herzen! Ein Pfuscher vermag sie zu rühren.
Sei es mein einziges Glück, Dich zu berühren, Natur!"

- Johann Wolfgang von Goethe

Wissen, was Moringas mögen

Wenn Du dieses Buch zu Ende gelesen hast, träumst Du sicherlich auch davon, zuhause ein paar Moringa-Bäumchen zu haben und vielleicht selbst Blätter und Blüten ernten zu können. Dies braucht kein Wunschtraum zu bleiben! Die Bäumchen können auf der Fensterbank eine Höhe von 1,20 Meter erreichen.

Moringas sind pflegeleichte und anspruchslose Pflanzen. Allerdings kommen sie aus warmen Gefilden und gedeihen am besten bei tropischen Temperaturen. Kälte unter 15 Grad Celsius und Zug mögen sie gar nicht. Daher sind einige Vorbereitungen zu treffen, damit es Moringa-Bäumchen auch bei uns gut geht und sie uns durch ihren Anblick, ihre Energie und eine reiche Ernte erfreuen können. In den ersten Monaten sind Moringas pflegebedürftig wie Babys. Wenn sie dann ein halbes Jahr alt sind, so Andreas Kraus von „MoringaGarden®", wird es einfacher. *„Und ab dem zweiten Jahr sind sie fast unverwüstlich und treiben selbst, wenn der Stamm komplett abgestorben ist, wieder neu aus der Wurzel aus."* Er weist auch darauf hin, dass Moringas viel Licht benötigen. *„In Mitteleuropa als Zimmerpflanze gehalten, ist künstliches Pflanzenlicht zur Verlängerung der hellen Tageszeit hilfreich."* Die erfolgreichsten Moringa-Züchter lassen sie neben oder sogar auf der Heizung überwintern.

Eigene Erfahrungen

Seit etwa sechs Wochen steht bei mir auf der Fensterbank ein etwa dreißig Zentimeter hohes Moringa-Bäumchen, das ich mir aus Teneriffa mitgebracht habe. Ich habe mir aus dem Internet ein 20x30cm großes Heizkissen für Pflanzen für rund 30 Euro bestellt, eine „Bio Green Wärmeplatte". Dazu habe ich mir im Baumarkt eine etwa 3cm hohe Styroporplatte besorgt, sie entsprechend zugeschnitten und mit Alufolie umwickelt. Mit der Styroporplatte vermindert man die Wärmeabstrahlung nach unten, die Alufolie sorgt für eine gleichmäßige Wärmeverteilung im Boden. Die Stromkosten der Heizplatte belaufen sich lediglich auf 5 bis 6 Euro pro Jahr. Die Alufolie kann noch mit einer drei Zentimeter starken Sandschicht abgedeckt werden. Der Sand hat den Vorteil, das überschüssige Wasser aufzunehmen. Das Wasser verdunstet im warmen Sand und zieht als feuchtwarme Luft am Blattwerk vorbei.

Das Bäumchen habe ich in einen 20-Liter-Topf mit Kakteenerde gepflanzt und auf meine Konstruktion gestellt. So hat es immer „warme Füße". Kakteenerde ist ziemlich teuer. Stattdessen kann man auch normale Blumenerde nehmen, die man mit Sand vermischt. Diesen Tipp hat mir ein erfahrener „Moringa-Hobbygärtner" gegeben.

Die Samen habe ich mir aus Teneriffa mitgebracht, man kann sie aber auch im Internet bestellen. Sie sollten 24 bis 48 Stunden lang in Wasser einweicht werden, damit sie aufquellen können. Danach pflanzt man sie in einen Topf mit einem Gemisch aus Anzuchterde und Sand. Den Samen legt man nur etwa einen Zentimeter tief in die Erde. Die Keimung erfolgt meist nach 7 bis 14 Tagen, oft aber auch später. Also bitte nicht zu früh die Flinte ins Korn werfen und aufgeben! Ich habe die größten Torftöpfchen genommen, die es im Gartencenter gibt, und die schon gekeimten Moringas samt ihrem „Zuhause", den Torftöpfchen, einzeln in 20-Liter-Töpfe gepflanzt. Normales Umpflanzen mögen Moringas nicht, sie stellen dann ihr Wachstum ein oder sterben sogar ab. Man kann natürlich auch von Anfang an einen großen Topf nehmen.

Was zu beachten ist

Moringa-Bäumchen mögen keine Kälte und keine Zugluft. Wenn die Temperatur im Sommer tagsüber und nachts über 15 Grad beträgt, kann man die Pflanzen natürlich auch nach draußen stellen. Das habe ich auch schon ein paar Mal gemacht, aber in diesem Sommer (2012) gibt es in Hamburg nur wenige „Moringa-Tage“ mit über 20 Grad! Die ganz kleinen Moringa-Bäume mögen aber einen solchen Ortswechsel anscheinend nicht, ihre dünnen Stämmchen biegen sich nach unten. Bei Frost sterben Moringas, sie sind nicht winterhart. Düngen braucht man nicht, nur wässern. Sei nicht enttäuscht, wenn Moringas bei Kälte ihre Blätter verlieren, das ist ganz normal. Sie tun das auch auf Teneriffa! Im Frühjahr treiben die Bäumchen dann wieder aus. Bitte verzweifle nicht gleich, wenn eine Pflanze „tot“ aussieht, sondern habe Geduld. Moringa ist eine derart vitale Pflanze, dass sie aus den Wurzeln wieder neu austreibt. Stütze die Pflanze bitte nicht, vertrau auf die Stabilität der zarten Stämmchen. Wenn Moringa nämlich erst einmal an eine Krücke gewohnt ist, kann er nicht mehr „ohne“.

Meine Anbauerfolge zuhause in Hamburg habe ich mit Fotos dokumentiert. Für mich sind meine Moringa-Bäumchen wie ein weiteres Haustier oder sogar ein Familienmitglied. Das klingt vielleicht gefühlsduselig, aber Du wirst merken, dass Du ganz schnell eine tiefe emotionale Bindung zu diesem Bäumchen bekommst. Wenn ich meine Moringas anschaue, muss ich lächeln. So rührend zart ist dieses Pflänzchen mit seinen anmutigen, weißen Blütenrispen, seinen kleinen Knospen und den lindgrünen, ovalen, gefiederten Blättchen.

In Sichtweite meiner Moringas habe ich eine laminierte Postkarte auf den Topf gestellt, mit der Heiligen Jungfrau von Candelaria, dem Ort auf Teneriffa, an dem es die erste Moringa-Plantage gibt und woher auch mein größtes Bäumchen stammt. Außerdem habe ich einen kleinen Porzellanteller mit einem winzigen Zierkürbis, den ich auf der Insel gefunden habe, auf die Erde gelegt, damit mein Bäumchen kein Heimweh bekommt. Ich spreche mit meinen Moringas und habe ihnen Reiki-Grade gegeben, damit ihnen die Eingewöhnung in eine fremde Umgebung leichter fällt und sie gut wachsen. Alle paar Tage behandele ich die Pflanzen mit Reiki, indem ich meine Hände über sie halte und dabei innerlich liebevoll mit ihnen spreche.

Natürlich lieben Moringas die Gesellschaft ihresgleichen. Eine gute Idee ist es daher, mindestens zwei Pflanzen nebeneinander zu stellen. Ist es im Sommer schön warm, kannst Du sie tagsüber gern nach draußen stellen, bei Tropennächten über 20 Grad Celsius natürlich auch draußen lassen. Wenn sie blühen und draußen stehen, werden die Blüten von Bienen bestäubt, und Du kannst irgendwann Schoten ernten. Bei www.stevia-heilpflanzen.de kann man Moringa-Pflanzen im Internet bestellen.

Ein Pflegehinweis: baldmöglichst in einen größeren Topf umpflanzen. Und: Moringas mögen keine Staunässe, keine Feuchtigkeit von unten, sie bekommen dann leicht Wurzelfäule. Gelbe Blätter sind fast immer ein Zeichen für zu viel Nässe.

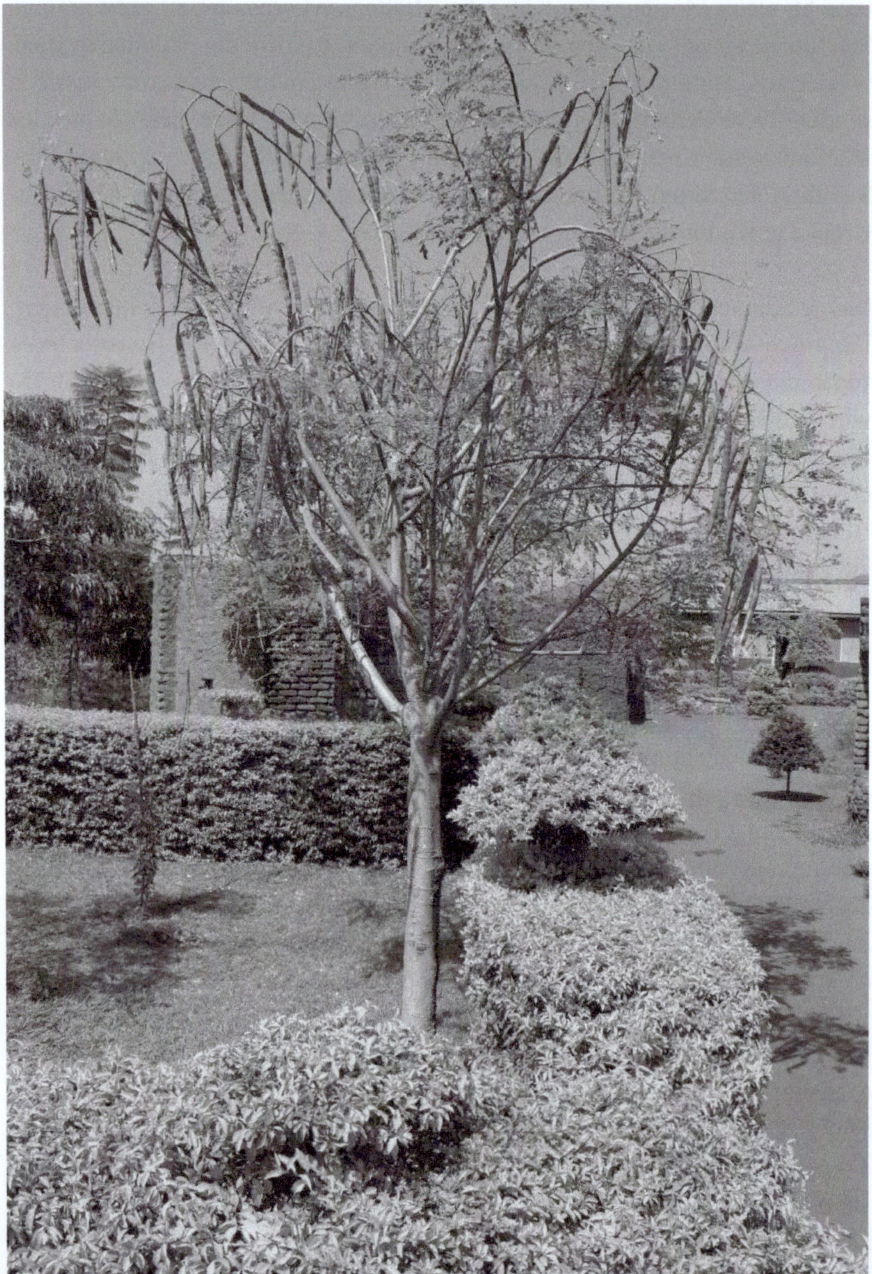

6. MORINGA IN DER VOLKSMEDIZIN

Alle Teile der Pflanze: Heil- und Lebensmittel seit Jahrtausenden

Im 2. Buch Mose (15,22-25) lesen wir: *„Mose ließ die Kinder Israel ziehen vom Schilfmeer hinaus in die Wüste. Und sie wanderten drei Tage in der Wüste, dass sie kein Wasser fanden. Da kamen sie gen Mara; aber sie konnten das Wasser zu Mara nicht trinken, denn es war sehr bitter ... Da murrte das Volk wider Mose und sprach: Was sollen wir trinken? Er schrie zu dem Herrn, und der Herr wies ihm einen Baum; den tat er ins Wasser, da ward es süß."* Ist damit Moringa gemeint? In Afrika, Arabien und Palästina gibt es endemische Moringa-Arten seit Jahrtausenden. Ist damit die Fähigkeit von Moringa-Samen gemeint, Wasser zu reinigen und trinkbar zu machen?

In Indien und anderen asiatischen Ländern ist Moringa oleifera schon seit Jahrtausenden als Volksheilmittel fest etabliert. Ein großer Teil der traditionellen Anwendungen wurde von der modernen Wissenschaft bestätigt, aber für viele liegen noch keine wissenschaftlichen Studien vor. In Südamerika sagt man: *„Wenn ein Medizinmann stirbt, geht eine Bibliothek in Flammen auf."* Es wird dringend Zeit, überlieferte Heilanwendungen auch von Moringa zu sammeln und zu dokumentieren, damit nicht wertvolles Wissen eines Tages unwiederbringlich verloren geht.

Ein herausragender Moringa-Forscher ist Lowell Fuglie. Er hat als erster den Zeatin-Gehalt von Moringa erforscht (s. Abschnitt über Zeatin in Kap. 8), und darüber hinaus, vor allem in Schwarzafrika, auch die alten Behandlungsmethoden der örtlichen Medizinmänner und weisen Frauen mit verschiedenen Pflanzenteilen dieses Wunderbaumes untersucht. Außerdem befragte er auch Menschen, die Moringa seit vielen Jahren aßen und als Heilmittel nutzten, und alle bestätigten ihm: *„Bis heute wurden nicht die geringsten negativen Begleiterscheinungen beobachtet, auch wenn Moringa täglich und in großen Mengen konsumiert wurde."*

Die Heilkraft der Blätter

Die Blätter verwendete man in Indien traditionell zur Stabilisierung von hohem Blutdruck und auch zur Therapie von Angstzuständen. Wenn man bedenkt, dass blutdrucksenkende Mittel starke Nebenwirkungen haben und immer mehr Menschen unter Ängsten und anderen psychischen Problemen leiden, kann man Moringa als Geschenk des Himmels für den modernen Menschen betrachten. Vermischt mit Honig und Kokosmilch werden zerkleinerte Blätter seit alters her bei Durchfall, Ruhr und Dickdarmentzündung verschrieben. Der Saft aus Blättern oder Blattpulver, vermischt mit Wasser oder Karottensaft, regt die Wasserausscheidung an und hilft daher bei Ödemen (Wasseransammlungen).

In Indien und in Nicaragua verreibt man bei Kopfschmerzen und Migräne Blätter und junge Blütenknospen und reibt damit die Schläfen ein. In Indien und auf den Philippinen legt man bei Drüsen- und Gelenkschwellungen einen warmen Umschlag aus frischen Blättern auf. Sicherlich kann man statt frischer Blätter auch einen Brei aus Blattpulver mit Wasser nehmen. Da der Blattsaft antibakteriell wirkt, wird er genutzt, um die Haut zu säubern und zu desinfizieren. In Nicaragua, Guatemala und dem Senegal verwendet man ihn auch bei Hauverletzungen und -entzündungen.

Guatemala und Senegal auch bei Hautverletzungen und -entzündungen. In Indien verwendet man die Blätter bei Fieber, Bronchitis, Augeninfektionen, Mittelohrentzündung und Skorbut. Sie werden dort auch bei Wurmbefall und Verstopfung verabreicht. Auf den Philippinen sind die Blätter ein beliebtes Mittel, um die Milchproduktion bei stillenden Müttern anzuregen. Zudem werden sie auch bei Blutarmut angewendet.

Die Heilkraft der Blüten

Die Blüten sind ebenfalls ein traditionelles Mittel in der Volksmedizin vieler Länder. Sie wirken entwässernd und auch gut bei Wurmbefall. Man verwendet sie, um Entzündungen, Muskelbeschwerden und Tumore zu heilen. Warum Moringa sogar bei Krebs wirkt, steht in dem Abschnitt über Salvestrole (Kap. 9), die Antwort der Natur auf Krebs. In Indien wird Blütensaft auch bei Halsentzündungen eingenommen. In Puerto Rico wird ein Aufguss von Blüten zur Augenwäsche und ein Blüten-Auszug zur Behandlung von Hysterie genutzt.

Die Heilkraft der Wurzeln

Als heilkräftigster Pflanzenteil des Moringas gelten die Wurzeln, die ein kostbares Arzneimittel sind. Allerdings enthält die Wurzelhaut Alkaloide, die in hoher Dosierung giftig wirken. Daher sollte man sie nicht auf eigene Faust anwenden. Die Wurzeln werden in Indien seit alters bei Verstopfung, bei Blähungen oder bei Bauchkrämpfen verschrieben. Auch bei Schnupfen und Fieber sind sie ein Volksheilmittel. In vielen Ländern gelten die Wurzeln als kreislaufanregend und herzstärkend. Bei hohem Blutdruck sollte der Gebrauch daher vermieden werden. Weitere Verwendung finden die Wurzeln bei Epilepsie, Nervenschwäche und Hysterie.

Im Senegal und dem Herkunftsland Indien werden zerkleinerte Wurzelstücke mit Salz vermischt und als Auflage bei Rheumatismus oder zur Behandlung von Nierenschmerzen verwendet. In Indien, Vietnam, Nicaragua und Nigeria gilt eine Auflage aus Moringa-Wurzeln als Mittel gegen Entzündungen, besonders an den Füßen. Skorbut wird in diesen Ländern mit einem Wurzelbrei behandelt. Vermischt man diesen Brei mit Milch, gilt dies in vielen Ländern als Heilmittel bei Asthma, Schluckauf, Rheuma, Lebervergrößerung, inneren Entzündungen und Nierensteinen. Zerdrückte Wurzeln, mit Rum vermischt, werden als Einreibemittel bei Rheuma verwendet. Eine Art Schnupftabak aus Moringa-Wurzeln gilt als Medizin bei Ohren- und Zahnschmerzen. Sie helfen bei Fieber, Entzündungen und Abszessen. Ein Saft aus frischen Wurzeln, der Rinde und den Blättern soll bei Ohnmacht und Koma helfen, wieder zu Bewusstsein zu kommen.

Die Heilkraft der Rinde und des Harzes

Die Rinde der Wurzel und des Stammes werden im Senegal äußerlich bei Hautentzündungen verwendet, aber auch innerlich bei Skorbut. Weitere Anwendungsbereiche sind dort Epilepsie, Hysterie und Bauchkrämpfe. In Indien gilt Moringa-Rinde als appetitanregend und verdauungsfördernd, aber auch als Heilmittel bei Bauchkrämpfen sowie bei Nieren- und Gallensteinen. Baumrinde wird dort zudem bei Augenkrankheiten eingesetzt. Die Inder betrachten Moringa-Rinde als Aphrodisiakum und als Wurmmittel. Seit altes her werden dort auch Geschwulste und Tumore mit der Rinde therapiert. Bei Ohr- und Zahnentzündungen wirkt die Rinde schmerzlindernd. Auf den Philippinen wird Wurzelsaft eingesetzt, um die Ausbreitung von Schlangengift nach einem Schlangenbiss zu stoppen.

Das Baumharz, vermischt mit Sesamöl, wird traditionell bei Kopfschmerzen verabreicht und bei Ohrenschmerzen ins Ohr geträufelt. Auf Java wird Moringa-Harz bei Verdauungsbeschwerden jeder Art verwendet. In Indien nutzt man das Harz bei Karies und als Entwässerungsmittel. Nicht nur in Indien, sondern auch im Senegal gilt dieses Mittel als fiebersenkend sowie als Heilmittel bei Verdauungsstörungen, Syphilis und Rheuma.

Die Heilkraft der Samen

Auch die Samen des Moringa-Baumes sind Heilmittel und werden in vielen Ländern zur Fiebersenkung verwendet. Samen sollen gut- und bösartige Tumore des Verdauungssystems bekämpfen. Auf Aruba nutzt man zerkleinerte Samen, um Warzen den Garaus zu machen. Das Behen-Öl aus den Samen wird in Indien angewendet, um Rheuma und Hautkrankheiten zu behandeln. Ferner kommt es auch bei Hysterie und Skorbut sowie bei Problemen mit der Prostata und bei Blasenentzündungen zum Einsatz. Die Samen werden in vielen Ländern bei Befall mit Eingeweidewürmern wie Band- und Mehlwürmern genutzt. Beliebt ist auch die Heilanwendung bei Leberentzündungen und Gelenkschmerzen.

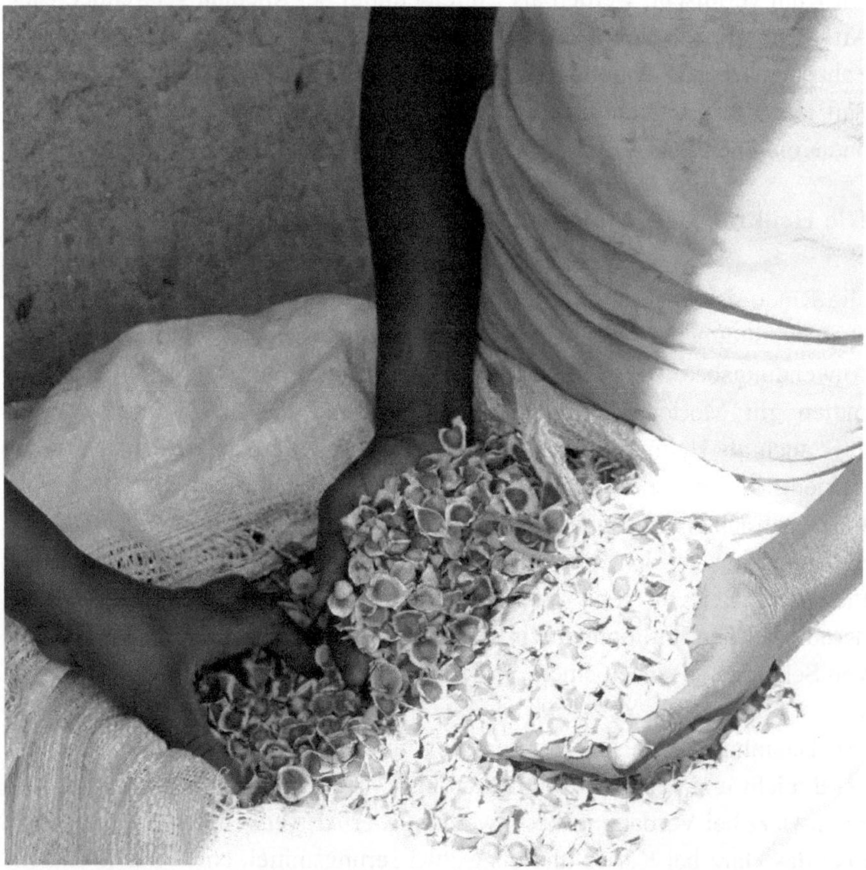

7. MORINGA IM AYURVEDA, DER ALTINDISCHEN WEISHEITSLEHRE

„Wer richtig isst, braucht keine Medizin.
Wer falsch isst, dem nützt keine Medizin."

- Basis der Ayurveda-Lehre nach David Frawley, Ayurveda-Experte

Ayurveda, das Wissen vom Leben

Ayurveda ist eine uralte indische Lehre vom „Wissen des Lebens", die schon in den mehr als 3.000 Jahre alten Veden erwähnt wird. Diese vedische Weisheitslehre hat die tibetische Heilkunde, die Medizin des alten Ägypten, die traditionelle chinesische Medizin TCM und auch die alte Medizin Persiens geprägt. Alle diese alten Hochkulturen kannten und nutzten das süße, wertvolle Öl des Moringa-Baumes für Medizin und Kosmetik. Hippokrates, der berühmteste Arzt der Antike, war ein Anhänger des Ayurveda. Für die Menschen Asiens sind Ayurveda und Produkte aus Moringa oleifera eine traditionelle Naturheilmethode und preiswerte Kosmetikbehandlung.

Ayurveda, diese uralte Gesundheitsphilosophie eines langen und gesunden Lebens, erlebt in Europa und den USA gerade eine Renaissance. Ayurveda ist eine vollständige Weisheitslehre und Heilkunde, deren Schwerpunkt auf der Vorsorge liegt. Im Mittelpunkt steht die innere Balance von Körper und Geist. Man kann das Konzept mit der „Salutogenese" vergleichen, einem Ansatz, der sich mit den Bedingungen der Gesunderhaltung und der Erhaltung des psychischen und körperlichen Gleichgewichts beschäftigt. Der Mensch ist nach ayurvedischer Lehre eine Einheit von Körper, Seele, Geist, Verhalten und Umwelteinflüssen. Wenn diese Einheit gefährdet oder gestört ist, zeigt Ayurveda Mittel und Wege zu ihrer Bewahrung und Wiederherstellung auf.

Ganzheitliche Prophylaxe im Zentrum

Der Schwerpunkt liegt nicht auf der Heilung von Krankheiten, sondern auf ihrer Vermeidung, das heißt, sie sollen durch ganzheitliches Gesundheits-Management und Vorsorge gar nicht erst entstehen. Die Ärzte im alten China und Indien erhielten nur eine Bezahlung, solange ihre Patienten gesund waren! Auch bei uns hat man erkannt, dass ein Euro für Prophylaxe sieben Euro an Therapiekosten spart. Aber leider wird bei uns kaum danach gehandelt.

David Frawley, einer der bedeutendsten modernen Experten des Ayurveda, sagt: „*Was immer wir selbst für uns tun können, um unsere eigene Gesundheit zu stärken, wirkt besser als das, was andere für uns tun. Man könnte auch mit Hippokrates sagen, dass unsere Nahrung unsere Heilmittel sind. Wer sich gesund ernährt, braucht keine Medikamente. Und wer sich falsch ernährt, dem hilft auch keine Medizin.*“

Kein Wunder, dass Biochemiker, Ernährungswissenschaftler und Mediziner von Moringa begeistert sind, ist dieser Baum doch für Mensch und Tier die vielleicht gesundheitsförderndste Pflanze, die bisher entdeckt wurde. Die Vitalstoffdichte ist beispiellos, die Bioverfügbarkeit der Nährstoffe beeindruckend. Der Botenstoff Zeatin schleust Mineralien, Vitamine und andere Vitalstoffe optimal in die Körperzellen ein. Alle Bemühungen, Zeatin im Labor herzustellen, sind gescheitert. Im Rahmen der Wiederentdeckung des Ayurveda vor allem in Europa, Japan und den USA hat daher der Wunderbaum Moringa geradezu einen Kultstatus bekommen und wird sicherlich auch bei uns bald als „Star“ unter den Lebensmittel- und Heilpflanzen anerkannt werden.

Moringa bei mehr als 300 Krankheiten indiziert

Der Moringa-Baum heißt auf Sanskrit „Sigru“ und hat seinen festen Platz in der Lehre des Ayurveda. Dr. Ch. Murali Manohar, Doktor des Ayurveda, schreibt in seinem Buch „Ayurveda for All“: „*Moringa-Pflanzen sind eine Vorratskammer von enormem ernährungsphysiologischem Wert.*“ Laut Ayurveda wirkt allein das Moringa-Blatt schon vorbeugend bei mehr als 300 Krankheiten. Viele der Wirkungen, die dem Baum in Indien zugeschrieben wurden, haben moderne wissenschaftliche Studien bestätigen können.

Die Wurzel wirkt antibakteriell, entzündungshemmend, stimulierend, verdauungsfördernd. Sie wirkt stärkend und heilend bei: Verstopfung, Blähungen, Bauchkrämpfen, Schnupfen, Fieber, Kreislaufschwäche, Herzschwäche, Rheuma, Entzündungen, Skorbut, Asthma, Nierensteinen, Lebervergrößerung, Abzessen und Ohnmachten (Saft aus frischen Wurzeln).

Weil **Wurzel** und **Rinde** Alkaloide enthalten, die in Überdosis krank machen können, ist von einer Selbstmedikation abzuraten. Außerdem kann Wurzel oder Rinde im Übermaß eingenommen zu Früh- und Fehlgeburten führen.

Die **Samen** wirken abführend, entzündungshemmend, schmerzstillend und fiebersenkend, außerdem helfen sie bei Augenproblemen.

Die **Früchte** werden im Ayurveda vor allem bei der Skorbut-Prophylaxe und -Therapie empfohlen.

Die **Blüten** wirken stimulierend, kräftigend, stimmungsaufhellend, entwässernd und fördern die Gallensaftsekretion. Die mit Milch gekochten Blüten wirken als Aphrodisiakum.

Die **Rinde** wirkt stärkend und heilend bei:

Asthma	Augenproblemen
Bakteriellen Infektionen	Bronchitis
Ejaculatio praecox (vorzeitiger Samenerguss)	
Husten	Impotenz
Menstruationsbeschwerden	Pilzbelastungen (Candida alb.)
Skorbut	Virenbefall
Wassereinlagerungen (Ödeme)	

Das Samenöl wirkt äußerlich bei:

Arthritis und Arthrose	Entzündungen
Gelenkproblemen	Gicht
Hautproblemen wie Falten und Altersflecken	
Rheuma	

Blätter und Blattsaft wirken heilend und stärkend bei:

Allergien der Augen (äußerlich)	-	Kopfschmerzen
Alterung, vorzeitiger	-	Lebererkrankungen
Asthma		Nachtblindheit
Augenproblemen		Nervosität
bakteriellen Infektionen		Rheuma
Blähungen	-	Schmerzen
Bluthochdruck		Schwerhörigkeit
Blutverlust	-	Skorbut
Bronchitis	-	Tuberkulose
Cholera		Tumoren
Colitis (Entzündung des Dickdarms)		Übelkeit
Diabetes		Unfruchtbarkeit
Durchfall		Unterernährung
Entzündungen		Verstopfung

Gedächtnisproblemen Virusbefall
Gelbsucht - Vitalstoffmangel
Hämorrhoiden

Äußerlich wirken Moringa-Blätter gut bei Prellungen, Verstauchungen, sowie bei Pickeln und Mitessern. Außerdem fördern sie die Wundheilung.

In allen größeren Städten Deutschlands gibt es heute zumeist indische Ayurveda-Ärzte, und Ayurveda-Kuren unter fachlich kompetenter Leitung werden auch in Deutschland angeboten. Natürlich kann man Ayurveda-Kuren aber auch in Indien und Sri Lanka durchführen. Für indische Ayurveda-Ärzte ist Moringa eine so wertvolle Heilpflanze, dass sie sagen: „Wer einen Moringa-Baum im Garten hat, hat immer seinen eigenen Arzt bei sich." Moringas wachsen bei uns nicht im Garten, weil es ihnen dort zu kalt ist. Wie wäre es aber mit Deinem „eigenen Arzt" auf der Fensterbank? Der für Dich Tag und Nacht Bereitschaftsdienst hat und Dir gratis Blätter und Blüten schenkt? Viele Ayurveda-Rezepte mit Moringa finden sich im Buch von Dr. Ch. Murali Manohar, „Ayurveda for All", einige davon auch im Rezeptteil dieses Buches.

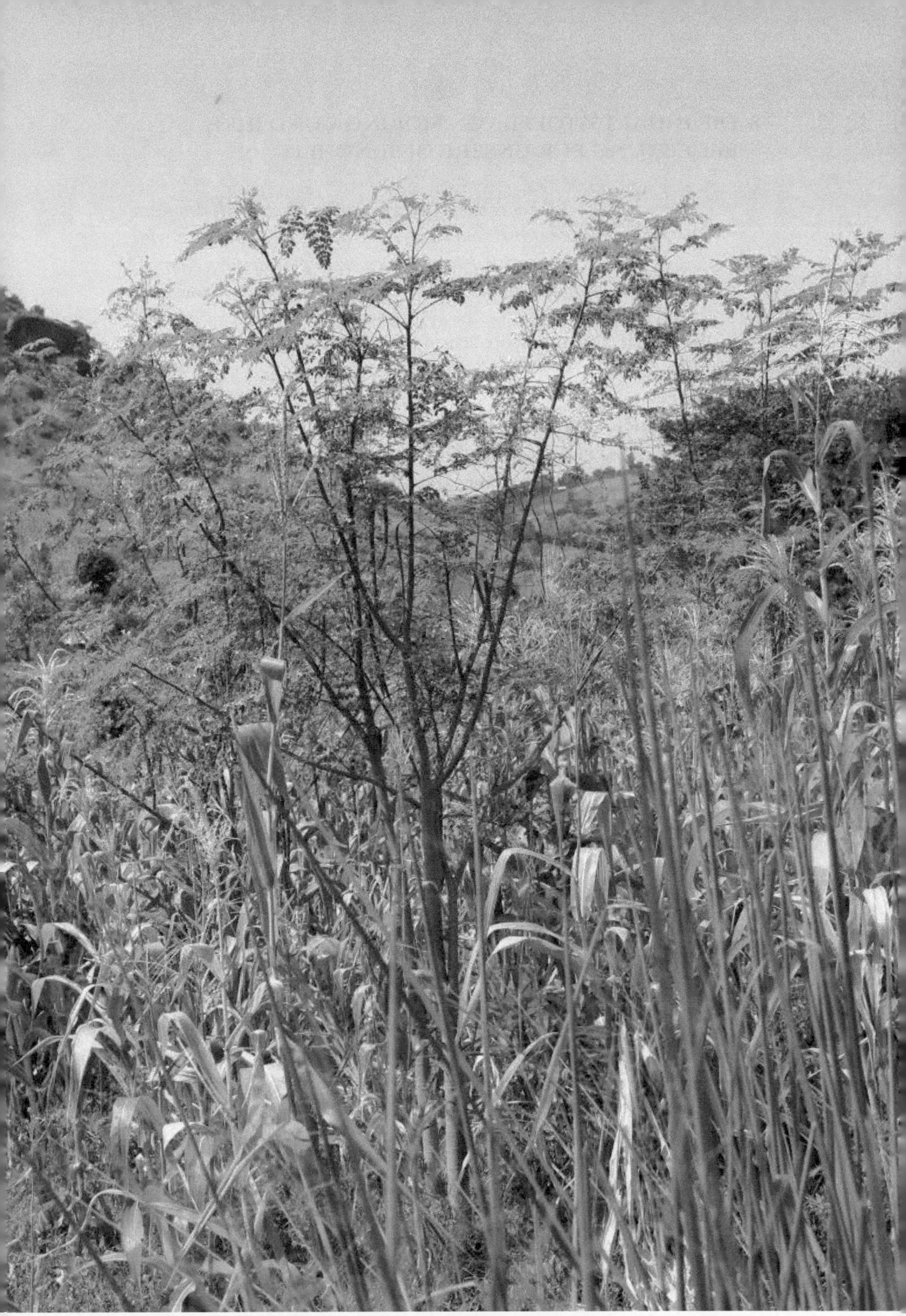

8. DIE INHALTSSTOFFE VON MORINGA UND IHRE BEDEUTUNG FÜR UNSERE GESUNDHEIT

„Er oder sie gehört zum ‚alten Eisen' trifft den Kern.
Der sichtbare ‚Rost' sind Falten. Was auf der Haut sichtbar wird,
vollzieht sich auch ständig in unserem Körper."
- Claus Barta

Antioxidantien: Bist Du heute schon auf Dein ORAC-Soll gekommen?

Freie Radikale - die größten Feinde unserer Gesundheit

Die größten Feinde unserer Gesundheit, die Auslöser vorzeitiger Alterungsprozesse und die Hauptverursacher vieler chronischer Krankheiten sind die freien Radikale. Das sind instabile Sauerstoffverbindungen, die unsere Körper- und Gehirnzellen attackieren. Diese aggressiven Substanzen stehlen Elektronen von anderen Molekülen wie Proteinen, Lipiden und genetischem Material. Dadurch entstehen ständig neue instabile Moleküle und ein Teufelskreis beginnt. Dieser Elektronendiebstahl wird als Oxidation bezeichnet, die mit Zellschädigung und Alterung gleichzusetzen ist. Freie Radikale verwandeln sich in regelrechte Geschosse, welche die Wände der Mitochondrien, der Energiekraftwerke in unseren Zellen, angreifen, und in Giftstoffe, die in die Zellen eindringen und dort sogar die DNS schädigen können. In den Nervenzellen sorgen die freien Radikale für den Rückzug der Dendriten, der Empfangsstellen für Informationen, und das Verschwinden der Synapsen, der Übertragungsstellen der Informationen von einer Nervenzelle zur anderen. Dadurch wird die Kommunikation zwischen den Nervenzellen immer stärker gestört. Die von freien Radikalen verursachten Schäden gefährden sogar das Leben der Neuronen, der Nervenzellen, und führen zu Krankheiten wie Alzheimer, Parkinson und Amyotrophe Lateralsklerose (ALS).

Antioxidantien, die kraftvollen Gegenspieler

Antioxidantien sind die Gegenspieler der freien Radikale: Sie stellen den freien Radikalen Elektronen zur Verfügung, um sie damit zu stabilisieren und zu neutralisieren. Wie in einem Science-Fiction-Film findet in unserem Körper ständig ein Kampf dieser beiden Gruppen statt. Antioxidantien absorbieren freie Radikale wie Schutzschilde die Schüsse aus einer Laserkanone.

Antioxidantien finden wir auch in einigen heimischen Obst- und Gemüsesorten wie Erdbeeren, Blaubeeren und rohem Spinat, vor allem aber in Tropenfrüchten, wobei der Moringa-Baum natürlich den Vogel abschießt. Im Tierversuch hat die Gabe von Antioxidantien Gedächtnisverlust rückgängig gemacht. Antioxidantien können das Fortschreiten der Alzheimer-Krankheit verlangsamen. Dr. Russel Blaylock vom Medical Center der Universität von Mississippi sagt: *„Es scheint, dass das Altern des Nervensystems mit einem Leben voller Beschädigungen einhergeht, wobei es den Anschein hat, dass viele davon eine gemeinsame Ursache haben: die Bildung von freien Radikalen und die dadurch verursachten Verletzungen."*

Freie Radikale bedrohen das Gehirn

Der Angriff der freien Radikale führt zu vorzeitiger Alterung, zu Krankheiten wie Krebs, Diabetes, Herzkrankheiten oder Arthritis und zu degenerativen Gehirnschäden. Es gibt kein Organ, das nicht den Angriffen aggressiver Sauerstoffverbindungen ausgesetzt wäre. Eine Zelle wird durchschnittlich etwa zehntausendmal am Tag attackiert, und das Gehirn leidet am stärksten unter diesen Attacken. Weil das Gehirn ständig aktiv ist, der Gehirnstoffwechsel sehr schnell abläuft und dieses Organ überdurchschnittlich viel Sauerstoff und Nährstoffe verbraucht, produziert es mehr freie Radikale als andere Organe. Sechzig Prozent der Trockenmasse des Gehirns besteht aus Fett, und Fette sind besonders anfällig dafür, durch Sauerstoff zu oxidieren, das heißt ranzig zu werden. Die Folge sind degenerative Nervenkrankheiten wie Parkinson, Demenz und Alzheimer. Die Oxidation von LDL-Cholesterin führt zu Ablagerungen an den Arterieninnenwänden, also zu Arteriosklerose, die vor allem das Gehirn betrifft. Ist der Angriff durch freie Radikale im Gehirn zu zerstörerisch, sendet die Kommandozentrale der betreffenden Zelle, das Mitochondrium, „Suizidproteine" aus: Die DNS zerfällt und die Zelle stirbt ab. Irgendwann kann das Gehirn dann seine Funktionen nicht mehr erfüllen. Leider hat das Gehirn die niedrigste antioxidative Kapazität von allen Organen, und: *„Nirgendwo ist der Schaden tragischer für die Persönlichkeit und den Intellekt als im Gehirn."* (Jean Carper, Wundernahrung fürs Gehirn).

Nach diesem Horrorszenario gibt es endlich eine gute Nachricht: Es ist nie zu spät, das Gehirn mit kraftvollen Antioxidantien zu retten und seinen Körper im Kampf gegen freie Radikale zu unterstützen. Jean Carper fordert: *„Rette Dein Gehirn, iss Obst und Gemüse."*

Obst und Gemüse enthalten eine große Menge an Antioxidantien wie Vitamin C, Vitamin E, Beta-Karotine wie Lycopin und Zeaxanthin, Coenzym Q10, Enzyme, Polysaccharide, Flavonoide und Polyphenole. Dieselben Antioxidantien, die den Körper vor Krebs, Schlaganfall und Herzinfarkt schützen, schützen auch das Gehirn vor Degeneration und Zerfall.

Der ORAC-Test: Wie viele Antioxidantien enthält ein Lebensmittel?

Mit dem ORAC-Test („Oxygen Radical Absorbance Capacity") kann die antioxidative Kraft von Obst- und Gemüsesorten gemessen werden. Dieser wertvolle Test wurde in den 90er Jahren des 20. Jahrhunderts von der Tufts University in Boston entwickelt. Mit ihm wird geprüft, inwieweit die Gesamtheit aller natürlichen Inhaltsstoffe eines Nahrungsmittels dazu in der Lage ist, freie Radikale zu neutralisieren. Außerdem wird gemessen, wie lange es dauert bis diese antioxidative Wirkung abklingt bzw. beendet ist. Diese qualitativen und quantitativen Merkmale werden im ORAC-Wert angegeben. Erfinder dieses Verfahrens sind die Chemiker und Physiker Dr. Guohua Cao, Maryland, und Dr. Ronald L. Prior, Boston.

Tropenfrüchte wie Goji-Beeren, Granatäpfel, Papayas, Ananas, Avocados, Orangen, Kiwis und Bananen schneiden bei diesen Tests regelmäßig als Spitzenreiter ab. Aber auch Blaubeeren, Rosinen, rote Trauben, Kirschen, Brombeeren, Himbeeren und Pflaumen weisen hohe ORAC-Werte auf (zum Test s.a. www.nemhaupt.de/nemorac.htm). Zu den Antioxidantien, die das Gehirn am kraftvollsten vor dem Angriff freier Radikale schützen, gehören Beta-Karotin, Alpha-Karotin, Lycopin, Lutein und Zeaxanthin. Pro 100g haben folgende Früchte sehr hohe ORAC-Werte: Rosinen 2.830, Avocados 782, Orangen 750, Kiwis 608, rote Grapefruits 483, Honigmelonen 252, Bananen 221, Wassermelonen 104, Netzmelonen 97. Viele Tropenfrüchte haben weit höhere ORAC-Werte: Goji-Beeren 25.300, Granatäpfel 3.307, Gac-Früchte oder Acai-Beeren mindestens 5.500. Blaubeeren sind mit 2.234 ORAC pro 100g der Star unter den heimischen Obstsorten. Beim Gemüse sind das gekochter Grünkohl mit 1.770 und roher Spinat mit 1.210 ORAC.

Moringa, der Star unter den Antioxidantien

Die Aufnahme von 5.000 bis 6.000 ORAC pro Tag bietet einen guten Schutz für Körper und Gehirn. Der Durchschnittsamerikaner nimmt allerdings nur bescheidene 1.200 ORAC täglich zu sich, und bei uns sieht es nicht besser aus. Die Moringa-Pflanze hat den höchsten ORAC-Wert von allen untersuchten Pflanzen, nämlich sensationelle 46.700 pro 100g.

In der Analyse eines unabhängigen und renommierten Labors erreichte Moringa-Blattpulver aus Teneriffa sogar den höchsten bisher gemessenen ORAC-Wert von 75.000! Mit nur 5g herkömmlichen Moringa-Pulvers nehmen wir 2.335 ORAC-Einheiten auf und mit 15g bereits unseren Tagesbedarf von 7.005 ORAC-Einheitenf. Bei Pulver von Teneriffa-Moringas reichen sogar schon zehn Gramm, um den antioxidativen Schutzschild optimal zu stärken.

Die Antioxidantien dieses Powerbaumes finden sich in Pigmenten wie den Carotinoiden Lutein, Alpha-Karotin und Beta-Karotin sowie Xanthin, Chlorophyll, um nur einige zu nennen. In der Moringa-Pflanze finden sich auch antioxidative Vitamine wie C, E und A, sie enthält essenzielle Mikronährstoffe mit antioxidativer Wirkung wie Selen und Zink, ferner weitere Phytostoffe mit starkem antioxidativen Potenzial wie Kaempferol, Quercetin, Rutin und bestimmte Säuren. Alpha-Karotin verhindert Krebs, Lutein schützt Augen und Haut, Zeaxanthin wirkt gegen Makula-Degeneration, die Flavonoide oder Pflanzenbegleitstoffe Quercetin, Rutin und Kaempferol helfen bei Entzündungen, Allergien, Arteriosklerose, Asthma und Krebs. Die in Moringa vorkommende Caffeolychinsäure ist ein Antioxidans mit beeindruckendem Heilungspotenzial. Sie hilft zum Beispiel bei allen Beschwerden des Verdauungssystems, senkt ferner den Cholesterinspiegel, wirkt entwässernd und stärkt die Leber.

Moringa enthält viele Polyphenole, die ebenfalls antioxidativ wirken. Frische Moringa-Blätter enthalten 680mg Polyphenole pro 100g und getrocknete Blätter sogar 3.470mg. In 100g getrockneten Moringa-Blättern sind 3.960mg Gesamtflavonoide mit antioxidativer Wirkung vorhanden. Man kann also die Moringa-Pflanze ohne Übertreibung als „Feuerlöscher“ für freie Radikale bezeichnen. Viele wissenschaftliche Studien über das antioxidative Potenzial von Moringa bestätigen, wie hervorragend Moringa in der Lage ist, oxidative Schäden an der DNA zu reduzieren.

Täglich fünf Portionen Obst und Gemüse mit ca. 3.500 ORAC können nach Dr. Prior und Dr. Cao von der Tufts University in den USA die antioxidative Kapazität im Blut um durchschnittlich zwanzig Prozent erhöhen.

Für das Gehirn ist eine hohe Konzentration von C- und B-Vitaminen als Antioxidantien besonders wichtig. Vitaminmangel, so Gehirnforscher der Universitäten Göttingen und Gießen, hat schädliche Auswirkungen auf die Gehirnfunktionen älterer Menschen und kann zu Wutanfällen, Depressionen, Apathie, Ängsten, Verwirrung und Gefühlsschwankungen führen. Menschen mit einem niedrigen Vitamin-E-Spiegel sind im Alter häufig von Demenz betroffen, so Dr. Reinhold Schmidt von der Universität Graz. Im Tierversuch konnten Obst und Gemüse mit hohen ORAC-Werten Erinnerungsverluste und Lerndefizite ausgleichen und rückgängig machen. Durch sein beispielloses antioxidatives Potenzial ist Moringa wichtig für Menschen aller Altersgruppen und ganz besonders für Senioren, die ihren Lebensabend mit hoher Lebensqualität genießen wollen.

Moringa, ein Füllhorn an Mineralstoffen

„Man optimiert mit Moringa-Pulver den Mineralienhaushalt und den Organ-, Zell- und Energiestoffwechsel."

- Claus Barta

Dramatische Mineralstoffdefizite bedrohen unsere Gesundheit

Mineralstoffe sind „der Kern des Lebens". Unser Körper besteht etwa zu fünf Prozent aus Mineralien. Mehr als zwanzig Mineralien erfüllen wichtige Aufgaben im Körper. Wir leiden nicht so sehr unter Vitaminmangel, sondern eher an einem Mangel an Mineralstoffen und Spurenelementen. Der Mineralstoffmangel unserer Böden bedroht unsere Gesundheit. Denn nur das, was im Boden drin ist, ist auch in der Pflanze; und nur das, was in der Pflanze drin ist, landet über Eier, Fleisch oder Milchprodukte auf unserem Teller.

Als ich vor dreißig Jahren ein Jahr auf dem biologisch-dynamischen Hof Springe in Schleswig-Holstein lebte und arbeitete, wurde auf den monatlichen Treffen der Demeter-Bauern Schleswig-Holsteins bereits der Mineralstoffmangel der Böden auch im biologisch-dynamischen Landbau beklagt, und zwar besonders der Selen- und Magnesiummangel. In der konventionellen Landwirtschaft sieht es noch viel dramatischer aus, weil dort die Humuspflege fehlt und auch keine Gesteins- und Algenmehle zur Bodenverbesserung benutzt werden.

Der Wissenschaftler David Thomas untersuchte die Mineralstoffdichte bei verschiedenen Obst- und Gemüsesorten und verglich die Ergebnisse mit Daten aus den frühen 1940er Jahren. Das Ergebnis ist erschreckend. Die Anteile lebenswichtiger Mineralien gingen seither bei einigen Sorten um weit mehr als die Hälfte zurück, wie die „Welt am Sonntag" vom 18. März 2001 berichtete. So verlor Brokkoli in fünf Jahrzehnten rund 75% seines

Kalziums. Ebenso groß ist der Magnesiumverlust bei Möhren. Bei Spinat nahm der Eisengehalt durchschnittlich um 60% ab. Auch bei Obst ist der Mineralstoffverlust alarmierend: Orangen verloren in 50 Jahren 67% ihres Eisengehalts, Erdbeeren 55% ihres Kalziumgehalts, Rhabarber immerhin 32% seiner Kaliumkonzentration.

Abnahme von Mineralien bei Gemüse- und Obstarten seit 50 Jahren

Kartoffel	Phosphor	-47%
Spinat	Eisen	-60%
Steckrübe	Eisen	-70%
Frühzwiebel	Kalzium	-74%
Brokkoli	Kalzium	-75%
Möhre	Magnesium	-75%
Wassermelone	Kupfer	-93%
Stangenspargel	Natrium	-100%
Rhabarber	Kalium	-32%
Brombeere	Kalzium	-35%
Himbeere	Kalzium	-39%
Passionsfrucht	Kalium	-43%
Melone	Magnesium	-45%
Erdbeere	Kalzium	-55%
Avocado	Natrium	-62%
Orange	Eisen	-67%

Welt am Sonntag-Nr. 11 von 18 März 2001

Die Ursachen dieser bedenklichen Entwicklung sind, dass immer mehr Kunstdünger auf die Felder aufgebracht wird, die nur wenige Mineralien enthalten, und die Züchtungsziele haben nichts mit Gesundheit zu tun. Zwar raten uns die Ärzte, mehr Obst und Gemüse zu essen. Was nützt das aber, wenn sie nicht mehr zur Krankheitsprophylaxe taugen? Die Forscher haben Pflanzenarten gezüchtet, die gut aussehen und erstaunlich lange lagerfähig sind. Doch das Wertvollste, der Gehalt an Mineralstoffen und Spurenelementen, blieb dabei auf der Strecke.

In der FAZ vom 13.10.2006 wetterte Jakob Strobel y Serra im Artikel „Kreuzritter des guten Geschmacks" gegen die üblichen Landbaumethoden. Mit den Mineralien geht nämlich auch der gute Geschmack verloren, ein Drama für Feinschmecker. Er zitiert Otto Koch: *„Er wettert mit dem Furor des allzeit kampfbereiten Gourmets gegen die ‚kapitalistischen Verbrechen'* *der Nahrungsmittelindustrie, der es allein um Gewinnmaximierung gehe und die alle Pflanzen mit Stickstoffdünger bombardiere. Dadurch wachsen sie zwar schneller, ziehen aber keine Mineralien mehr aus dem Boden, sondern nehmen nur noch Wasser auf. Deswegen leiden wir alle unter Mineralmangel.“*

Mineralstoffe sind genauso wichtig für unsere Gesundheit wie Vitamine. Vitamine können ihre Aufgaben erst mit Hilfe von Mineralstoffen und Spurenelementen erfüllen. Auch Enzyme, Biokatalysatoren, die den Stoffwechsel ermöglichen, funktionieren nur, wenn die richtigen Mineralien in ionisierter Form in unserer Zellflüssigkeit gelöst sind. Mineralien sind Bestandteil jeder Zelle. Sie müssen ständig über die Nahrung ersetzt werden, weil sie über Urin, Schweiß und Stuhl ausgeschieden werden. Wenn der Verzehr von Lebensmitteln mit dem richtigen Mineralstoffgehalt vernachlässigt wird, kann der Körper nicht belastbar und gesund sein. Der Moringa-Baum enthält eine größere Menge an Mineralien als irgendein anderes bisher untersuchtes Lebensmittel, mit Ausnahme von Gerstengrassaft.

Wer sich Mineralstoffpräparate zuführt, tut sich vielleicht nicht unbedingt Gutes, vor allem, wenn es sich um Einzelstoffe handelt. Der Körper ist genetisch darauf programmiert, Mineralien aus natürlichen Lebensmitteln im Verbund aufzunehmen. Wer zu viel Magnesium zu sich nimmt, reduziert die Aufnahme von Fluor. Isoliertes Kalzium vermindert die Resorption von Eisen und Magnesium. Eisen kann Vitamin C deaktivieren und außerdem oxidieren, und ein Zuviel kann zu vorzeitigen Alterungsprozessen führen. Selen reduziert die Aufnahme von Zink, und zu viel Zink vermindert seinerseits die Aufnahme von Eisen. Anorganische Mineralstoffe können außerdem zu Arterienverkalkung führen, zu Ablagerungen in den Arterieninnenwänden und damit zu erhöhtem Risiko für Schlaganfall und Herzinfarkt.

Es geht nichts über die Natur, sie ist nicht verbesserungsfähig, und daher sollten wir immer auf die ganze Pflanze, d.h. natürliche Nahrungsergänzungen, zurückgreifen. Moringa ist eine hervorragende Quelle für Mineralstoffe, weil er Spitzenwerte bei allen wichtigen Mineralien wie Kalium, Kalzium, Magnesium und Eisen aufweist. Claus Barta bemerkt dazu: *„Moringa-Pulver ist weit mehr als nur ein paar basische Mineralien. Diese enthält Moringa-Pulver zwar auch, aber der entscheidende Vorteil von Moringa ist der Verbund aller Mineralien mit sekundären Pflanzenstoffen, Vitaminen und Hormon- und Enzymbausteinen.“*

Mineralstoffe, wichtig für unser Säure-Basen-Gleichgewicht

Unsere Ernährungs- und Lebensweise führt fast immer zu Azidose, einer Übersäuerung des Organismus. Unsere Nahrung ist säureüberschüssig, Stress und Genussmittel sind ebenfalls so genannte Säurebildner. Vor allem über Salz nehmen wir viel zu viel Natrium zu uns, die doppelte Menge dessen, wasErnährungswissenschaftlern empfehlen. Natrium ist der Gegenspieler oder Antagonist zu Kalium. Kalium ist wichtig zur Stressprophylaxe und Stressverarbeitung, weil es die Wirkung von Adrenalin abschwächt. Kalium sorgt auch für eine gute Verdauung, weil es die Darmperistaltik anregt. Außerdem stärkt dieses Mineral das Herz, sorgt für einen ruhigen Herzschlag und senkt den Blutdruck und damit das Risiko für Herzinfarkt und Schlaganfall. Kalium ist beteiligt an der Proteinsynthese aus Aminosäuren und an der Verstoffwechslung von Kohlenhydraten. Ernährungswissenschaftler warnen vor der Zufuhr von isoliertem Kalium. Zu schnell in zu großen Mengen aufgenommen kann dies eine Gefahr fürs Herz bedeuten.

Moringa-Blätter enthalten ein großes Spektrum an lebenswichtigen Vitaminen und Mineralstoffen. Schon 25g Moringa-Blattpulver decken 41% der empfohlenen Tagesmenge an Kalium von 2-3g, ferner 125% der empfohlenen Menge Kalzium, 60% der empfohlenen Menge Magnesium und 71% der empfohlenen Eisenmenge. Moringa-Blätter enthalten 260mg Kalium pro 100g, das Pulver der getrockneten Blätter sogar 1.300mg pro 100g.

Kalzium, der Knochenbildner

Knochen bilden sich ständig neu. Schon ab dem dreißigsten Lebensjahr wird zu wenig Kalzium in die Knochen eingebaut. Unsere Knochen enthalten rund ein Kilo Kalk. Wir müssen täglich rund ein Gramm Kalzium durch die Nahrung aufnehmen, weil wir täglich Kalzium ausscheiden. Mehr als zehn Millionen US-Amerikaner, die meisten davon Frauen jenseits der Menopause, leiden unter Osteoporose. Es wird empfohlen, sich ausreichend zu bewegen, ausreichende Mengen von Kalzium und Vitamin K zu sich zu nehmen und genügend Vitamin D über das Sonnenlicht aufzunehmen. Sowohl Kalzium als auch Vitamin K sind in allen grünblättrigen Gemüsen und besonders konzentriert in Moringa zu finden. Während Moringa-Blätter 440mg Kalzium pro 100g enthalten, sind es bei Spinat nur 120, bei Käse 480, bei Bohnen 60 und bei Nüssen 70mg.

Wer versucht, seinen Kalziumbedarf über Produkte tierischen Ursprungs zu decken, macht vielleicht einen Denkfehler. Zwar enthält tierisches Eiweiß auch Kalzium. Allerdings übersäuert tierisches Eiweiß den Organismus, da bei der Verstoffwechslung Säuren entstehen, die durch Kalzium, das der Körper aus den Knochen löst, neutralisiert werden müssen. Pflanzen machen den Körper basisch. Auf die Dauer ist daher Pflanzenkost die bessere Osteoporose-Prophylaxe. Osteoporose ist in vielen Ländern der Welt wie in China, Indien und Japan, in denen wie bisher Milchprodukte selten verzehrt werden, so gut wie unbekannt. In Moringa ist das Kalzium an Proteine gebunden und kann daher vom Körper viel besser aufgenommen werden als zum Beispiel aus Kalziumtabletten. Anorganische Kalziumpräparate führen bei Dauergebrauch zu Arterienverkalkung oder Arteriosklerose, einem Risikofaktor für Herzinfarkt und Schlaganfall.

Mineralstoffe in Moringa für Immunsystem und Gesundheit

Die „grüne Revolution“ hat auf unserem Teller noch nicht stattgefunden. Erst allmählich macht sich das Bewusstsein breit, welch großes Spektrum an lebenswichtigen Vitaminen und Mineralien dunkelgrüne Lebensmittel enthalten.

Zink und Mangan sind im Moringa-Baum reichlich vorhanden. Zink ist wichtig für unser Immunsystem und unterstützt die Wirkung von mehr als zweihundert Enzymen. Es fördert Wachstum und Entwicklung des Ungeborenen während der Schwangerschaft, unterstützt die Entwicklungsphasen von Kindern und Heranwachsenden sowie die Wundheilung,. Zink ist zudem zuständig für die Insulinspeicherung, die Zellerneuerung und die Koordination von Nerven, Gehirn und Muskeltätigkeit. Ebenfalls unentbehrlich für diese Aufgaben und darüber hinaus für den Aufbau von Knorpelgewebe (wie z.B. die Bandscheiben) ist Mangan. Die höchste Mangankonzentration findet sich in Knochen, Leber, Bauchspeicheldrüse und Gehirn. Mangan aktiviert zahlreiche Enzyme, die bei der Verdauung und der Produktion von Sexualhormonen benötigt werden. Außerdem ist Mangan im Körper am Eiweiß-, Fett- und Zuckerstoffwechsel beteiligt und unentbehrlich für die Funktion von Muskel- und Nervenzellen. Bei Frauen mit Osteoporose wurde ein Manganmangel im Blut festgestellt. Die empfohlene Tagesmenge beträgt 2 bis 5mg Mangan für Erwachsene. Moringa enthält 5mg pro 100g Blätter oder 50g Blattpulver.

Zink wird bei Hauterkrankungen und Haarausfall eingesetzt; schon die alten Ägypter setzten es bei seelischen Erkrankungen ein. Frische Moringa-Blätter enthalten etwa so viel Zink wie Bohnen, während das Pulver die doppelte Konzentration aufweist.

Magnesium ist für uns ein wichtiges Mineral. Allerdings werden wir von der Bertelsmann-Stiftung als „Selen- und Magnesium-Mangelland" bezeichnet. Mit bis zu 370mg pro 100g Blattpulver ist Magnesium in der Moringa-Pflanze reichlich zu finden. 60% des körpereigenen Magnesiums findet man in Knochen und Zähnen, einen weiteren großen Anteil in den Muskeln. Magnesium versorgt die kleinen Kraftwerke der Zelle, ATP oder Adenosintriphosphat, die über dreihundert Enzyme aktivieren und für zahlreiche Funktionen im Körper, wie Energiespeicherung und Nervenübertragung, zuständig sind. Magnesium entspannt das Herz und das Nervensystem. Herzinfarktpatienten haben bei ausreichender Magnesiumzufuhr wesentlich bessere Überlebenschancen. Magnesium spielt auch in der Krebsprophylaxe und der begleitenden Krebstherapie eine wichtige Rolle. Ein Magnesiummangel kann sich darin zeigen, dass die Betroffenen schnell gereizt reagieren und stressanfällig sind, des öfteren zittern und zu Stimmungsschwankungen und depressiven Verstimmungen neigen.

Magnesium senkt hohen Blutdruck und schützt das Herz, zudem hält es auch die Knochen gesund. Es sorgt dafür, dass überhaupt Kalzium in die Knochen eingelagert werden kann, denn der Körper benötigt es für die Bildung eines Enzyms, das für den Aufbau stabiler Knochenmineralkristalle zuständig ist. Die empfohlene Tagesmenge an Magnesium beträgt für Frauen 280mg und für Männer 350mg. Die in Softdrinks enthaltene Phosphorsäure braucht jedoch sowohl Magnesium als auch Kalzium zur Verstoffwechslung. Auch Diabetiker, Schwangere und Sportler haben einen erhöhten Magnesiumbedarf.

Eisen zählt zu den wichtigsten Mineralstoffen. Eisenmangel ist weit verbreitet, besonders bei Frauen im Alter zwischen 13 und 49 Jahren und bei Kindern zwischen dem ersten und zweiten Lebensjahr. 100g Moringa-Blätter oder 25g Blattpulver reichen aus, um den täglichen Eisenbedarf eines Erwachsenen zwischen 10 und 20mg zu decken. Eisen ist wichtig zum Aufbau des roten Blutfarbstoffes Hämoglobin und damit für den Sauerstofftransport im Blut sowie die Sauerstoffversorgung der Zellen. Ferner spielt es eine wichtige Rolle als Ko-Faktor für den Aufbau von Enzymen, Neurotransmittern, Proteinen und Hormonen. Eisen ist auch Bestandteil von Enzymen, die für Verdauung und Atmung zuständig sind und es stärkt zudem das Immunsystem. Eisen aus Fleisch wird gut resorbiert, aber nicht aus Milchprodukten oder Getreide. Kaffee, Rotwein und Schwarztee sind Eisenräuber. Eisentabletten werden oft schlecht aufgenommen und führen zu Verstopfung.

Phosphor ist wichtig für den Energiestoffwechsel in der Zelle sowie für die Gesundheit von Knochen und Zähnen. Phosphor unterstützt den Körper bei der Aufnahme und Verwertung von Glukose. Außerdem verteilt es Fette im Organismus. Dieses Mineral ist wichtig, um das Säure-Basen-Gleichgewicht im Körper aufrechtzuerhalten. Moringa-Blätter enthalten 100mg Phosphor auf 100g, das Pulver aus getrockneten Blättern die doppelte Menge. Der Phosphorgehalt in Kartoffeln hat in den letzten fünfzig Jahren um 47% abgenommen.

Kupfer ist ein wichtiges Spurenelement und wie Zink Bestandteil vieler Enzyme oder Biokatalysatoren. Die höchsten Kupferkonzentrationen finden sich in der Leber, im Herzen und im Gehirn. Dieses Spurenelement ist wichtig für eine normale Entwicklung des Nervensystems. Des Weiteren schützt Kupfer auch vor Blutarmut und Arteriosklerose. Ohne Kupfer könnte sich kein Eisen im Blut einlagern. Es stärkt das Immunsystem durch Förderung der Bildung von Antikörpern wie NKZ (natürliche Killerzellen), die auch Krebszellen unschädlich machen. Außerdem trägt Kupfer dazu bei, gefährliche freie Radikale, die sonst unsere Zellen angreifen würden, zu neutralisieren. Zudem ist Kupfer ist das Hauptelement für die Pigmentierung von Haut und Haaren und schützt vor frühzeitigem Ergrauen und fahler Haut.

Schon etwa 100g Moringa-Blätter liefern den täglichen Bedarf an Kupfer, der bei Erwachsenen etwa 1mg beträgt. Menschen, die viele Fertigprodukte zu sich nehmen sowie Fleisch und Milchprodukte, haben einen erhöhten Kupferbedarf. Kupfer findet sich vor allem in Gemüse und Vollkorngetreide.

Selen ist ein essenzielles Spurenelement mit antioxidativen Qualitäten. Es ist ein Bestandteil der Glutathion-Peroxidase, die als Radikalfänger für die Zellgesundheit wichtig ist. Selen schützt die Entgiftungsorgane Leber und Nieren und hemmt Entzündungen. Herzinfarkt- und Schlaganfallpatienten weisen meist niedrige Selenwerte auf. Selen schützt vor Schilddrüsenerkrankungen wie zum Beispiel Unterfunktion und anderen Autoimmunerkrankungen wie z.B. Rheuma. Sind wir genügend mit Selen versorgt, sinkt die Krebshäufigkeit um 35%. Laut Bertelsmann-Stiftung sind wir aufgrund ausgelaugter Böden ein „Selen-Mangelland“. Der Bedarf dieses Spurenelements ist mit 50-70µg zwar gering, Früchte und Gemüse enthalten im Allgemeinen aber nur minimale Anteile an Selen, wohingegen Moringa mit 8-10µg pro 100g Blattpulver davon eine Ausnahme macht.

Schwefel ist ein derzeit noch relativ unbeachtetes Mineral. Dabei hat es wichtige, wenn nicht gar lebenswichtige Aufgaben. Schwefel ist Bestandteil vieler Proteine, trägt zur Reduzierung freier Radikale bei, stärkt das Immunsystem, reguliert den Blutzucker und hilft bei der Entgiftung des Organismus. Es ist Bestandteil von Insulin und des „biologischen Zements", der Zellen und Gewebe zusammenhält. Ohne Schwefel würden wir quasi auseinanderfallen. Schwefel findet sich in erhöhter Konzentration in Knorpeln, Knochen, Gelenkkapseln, Haut, Haaren, Fingernägeln und Bindegewebe. Nach Kalzium und Phosphor ist es das dritthäufigste Mineral im Körper! Schwefel findet sich vor allem in rohen Lebensmitteln wie rohem Fisch, rohem Fleisch und ungekochtem Gemüse. Der Tagesbedarf wird auf 850mg geschätzt. Mit 140mg auf 100g Blattpulver ist Moringa eine gute Schwefelquelle.

Moringa, ein Füllhorn an lebenswichtigen Vitaminen

„Pflanzt man Moringa oleifera an, wachsen die Vitamine direkt vor der Haustür."

- Organisation „Trees for Life"

Die Aufgabe der Vitamine

Vitamine, wörtlich „Stoffe des Lebens", sind komplexe Verbindungen, die lebenswichtig für unseren Stoffwechsel und viele weitere physiologische Funktionen sind. Einige dieser Vitamine wie die Vitamine A, C und E sowie einige B-Vitamine sind außerdem kraftvolle Antioxidantien. Vitamine stellen sowohl Nährstoffe als auch „Arzneien" dar, weil sie uns gesund erhalten, vor Krankheiten schützen und sogar heilen können. Es gibt fettlösliche Vitamine - die ADEK oder „Edeka"-Vitamine -, die der Körper im Fettgewebe speichert. Diese Vitamine regulieren unter anderem verschiedene Stoffwechselprozesse. Die zweite Gruppe bilden wasserlösliche Vitamine wie die B-Vitamine, die im Körper hauptsächlich als Coenzyme wirken. Etwaige Überschüsse werden einfach ausgeschieden. Vitamine haben bei Tieren ähnliche Funktionen wie beim Menschen. Allerdings haben höher entwickelte Tiere wie Menschenaffen und Menschen die Fähigkeit verloren, Vitamin C selbst herzustellen. Diese Lebewesen sind auf die Zufuhr von Vitamin C durch die Nahrung angewiesen. Der Mangel an Vitamin C kann zu ernsten Gesundheitsstörungen und Krankheiten wie Skorbut führen.

Die Moringa-Pflanze enthält alle Vitamine in ausgewogenem Verhältnis; man könnte sie als Vitaminfabrik oder Schatzkammer der Vitamine betrachten. Die Vitamine C, E, F und K, Beta-Karotine und Provitamin A, viele B-Vitamine wie B1, B2, B3, B6, B12 und Cholin finden sich in den verschiedenen Teilen der Pflanze.

Wir verhungern an vollen Töpfen

Nicht nur der Mineralstoffgehalt, sondern auch der Vitamingehalt unserer Lebensmittel ist in den letzten 50 Jahren dramatisch zurückgegangen. So enthalten heute Äpfel nur noch 20% des ursprünglichen Vitamin C-Gehalts. Statt „an apple a day“ (keeps the doctor away) müssten wir also heute fünf Äpfel essen, um dieselbe Menge Vitamin C zu uns zu nehmen wie noch vor wenigen Jahrzehnten. Es wäre natürlich nicht so einfach, den ganzen Tag Apfel zu essen und das Fünffache an Kalorien zu uns zu nehmen wie damals.

Der Vitamin-C-Gehalt der Erdbeeren hat von 1985 bis 2002 um ganze 87% abgenommen, der Vitamin-C-Gehalt im Spinat ist um 65% und der Beta-Karotin-Gehalt in Fenchel ist um 80% eingebrochen. Die Zeitschrift „Bio“ bemerkt dazu: *„Bei anderen Obst- und Gemüsearten sieht es nicht viel besser aus.“*

Gründe dieser besorgniserregenden Entwicklung sind die Anbaumethoden der industrialisierten Landwirtschaft, die Auslaugung der Böden, die langen Transportwege und die lange und nicht vitaminschonende Lagerung, sowie das „Totkochen“ im Restaurant oder auf dem heimischen Herd. In Eugen Roths Versen:
„Ein Vitamin ist das Gemüt, das schwindet, wenn es abgebrüht. Soll's kräftig bleiben, lebensfroh, lässt man's getrost ein bisschen roh.“

In dem Buch „Vollwert-Ernährung“ von Koerber/Männle/Leitzmann findet sich eine Tabelle, nach der das Warmhalten von einer Stunde Dauer den Vitamin-C-Gehalt um bis zu 17% reduziert, während es bei drei Stunden bereits bis zu 51% sind. Bei Vitamin B1 sinkt der Anteil um bis zu 27%, bei Vitamin B2 um bis zu 33%. Aufbewahrung im Kühlschrank über drei Tage reduziert den Vitamin-C-Gehalt von Speisen um bis zu 33%, Tiefkühlung über sechs Monate sogar um bis zu 64%. Als ich diese Zahlen las, hat meine Begeisterung darüber, dass ich für die vitaminarme Winterzeit eine ganze Tiefkühltruhe mit Beeren aus meinem Schrebergarten fülle, einen starken Dämpfer bekommen.

Vergleich zwischen einer 1985 erstellten Studie und den 1996 in einem Lebensmittellabor ermittelten Werten in Obst und Gemüse

	Mineralien und Vitamine Gehalt in Mg./100gr. Lebensmittel	1985	1996	Differenz
Brokkoli	Calcium	103	33	minus 68%
	Folsäure	47	23	minus 52%
	Magnesium	24	18	minus 25%
Bohnen	Calcium	56	34	minus 38%
	Folsäure	39	34	minus 12%
	Magnesium	26	22	minus 15%
	Vitamin B6	140	55	minus 61%
Fenchel	Calcium	35	57	minus 62%
	Folsäure	100	32	minus 68%
	Magnesium	11	17	minus 45%
Kartoffel	Calcium	14	4	
	Magnesium	27	18	
	Vitamin C	20	25	
Möhren	Calcium	37	31	minus 17%
	Magnesium	21	9	minus 57%
Spinat	Magnesium	62	19	minus 68%
	Vitamin B6	20	82	minus 59%
	Vitamin C	51	21	minus 58%
Apfel	Calcium	7	8	minus 12%
	Magnesium	5	6	minus 20%
	Vitamin C	5	1	minus 18%
Banane	Calcium	8	7	minus 12%
	Folsäure	23	3	minus 84%
	Magnesium	31	27	minus 13%
	Vitamin B6	330	22	minus 92%
Erdbeere	Calcium	21	18	minus 14%
	Magnesium	12	13	minus 8%
	Vitamin C	60	13	minus 67%

Welt am Sonntag von 24.08.1997. Nr. 34, S. 26

Die Züchtung von Obst und Gemüse nach Kriterien wie Makellosigkeit, Größe und Haltbarkeit, auch im Bio-Landbau ist ebenfalls kritisch zu betrachten.

Züchtungsziel ist leider nicht die Konzentration der Inhaltsstoffe, sozusagen der inneren Werte. Gesunde Sorten wie kleine Birnensorten sind nicht mehr im Handel erhältlich, weil sie nicht mehr den EU-Normen entsprechen. Im Permakulturprojekt am Hamburger Volkspark habe ich auf meinem Beet mit Absicht alte, seltene Obst- und Gemüsesorten gepflanzt: Urobst, Urgemüse und Urgetreide, die leider nur noch von bestimmten Baumschulen wie „Dreschflegel", „Ahornblatt" oder „Arche Noah" angeboten werden.

Nur natürliche Vitamine werden vom Körper angenommen

Auch das Schlucken von Vitaminpillen ist nicht die Lösung. Künstliche Vitamine aus dem Labor wirken nicht wie die aus Früchten und Gemüse. Oft werden sie nicht optimal aufgenommen, weil zur Verstoffwechslung Coenzyme oder Mineralien, die nur die ganze Pflanze bietet, notwendig sind. Bei den fettlöslichen „Edeka-Vitaminen" A, D, E, und K besteht außerdem die Gefahr der Überdosierung (Vitaminose) die genauso ungesund und sogar gefährlich ist, wie eine Unterversorgung mit Vitaminen. Synthetisch hergestellte Vitamine werden vom Körper als Fremdstoffe betrachtet und der Leber zur Entgiftung überlassen. Die Nieren scheiden die Rückstände normalerweise aus, sind sie damit jedoch überfordert, werden diese als Toxine in den Fettzellen gelagert und dann bei Diäten, Fastenkuren, Schwangerschaften und in Stillperioden freigesetzt.

Ein Zuviel von Vitaminen kann sogar die gesamte Nährstoffbilanz des Körpers durcheinanderbringen. Die US-Amerikaner haben den zweifelhaften Ruf, den teuersten Urin der Welt zu haben, weil sie sich oft Megadosen an Vitaminen zuführen und viele ihrer Lebensmittel bereits damit versetzt sind. Obwohl die Amerikaner die höchsten Ausgaben im Gesundheitswesen pro Kopf der Bevölkerung aufwenden, stehen sie in der Statistik bei der Lebenserwartung erst an 27. Stelle. Dies ist eine wirklich mäßige Bilanz. Der Vitaminbedarf sollte immer aus der ganzen Pflanze und somit natürlich gedeckt werden.

Dass synthetisch hergestellte Vitamine toxisch wirken, zeigte die bekannte CARET-Studie aus dem Jahr 1996. Ehemaligen Rauchern wurde ein Beta-Karotin-Präparat gegeben. Man erhoffte sich ein verringertes Lungenkrebsrisiko. Leider passierte das Gegenteil. Wesentlich mehr Probanden als in der Vergleichsgruppe erkrankten an dieser potenziell tödlichen Krankheit, so dass die Studie bereits nach vier Jahren statt der geplanten zehn Jahre vorzeitig abgebrochen werden musste. Eine ähnliche Studie lief auch in Finnland, die nach sechs statt der geplanten zehn Jahre gestoppt wurde.

Als man den Ex-Rauchern statt künstlich hergestelltem Beta-Karotin eine Möhre pro Tag verabreichte, sank das Lungenkrebsrisiko signifikant um vierzig Prozent!

Die Natur ist nicht zu toppen

Dr. Hans-Joachim Paulski erklärte 2008 in einem Vortrag über Vitamine: *„Unser Körper kann synthetisch hergestellte Vitamine ebenso wenig entschlüsseln, wie wenn Du in Peking versuchst, das in chinesischen Schriftzeichen gehaltene Hinweisschild zur nächsten öffentlichen Toilette zu entziffern."*

Der Vitaminbedarf hat durch unser modernes Leben nicht ab- sondern zugenommen. Wer die Pille nimmt oder raucht, hat einen erhöhten Bedarf an Vitamin C und anderen Vitaminen. Dies gilt noch mehr für Menschen, die Umweltgiften ausgesetzt sind - und wer ist das heute nicht? - oder unter Stress leiden. Sogar Menschen, die viel Obst und Gemüse essen, können, was Vitamine und Mineralstoffe betrifft, unter subklinischen Mangelsymptomen leiden.

Bei Vitaminmangel ist man oft erschöpft, kann mit Stress nicht gut umgehen, ist nervös und anfällig gegenüber Infektionskrankheiten.

„Die Industrie kauft altes Obst, das durch die Lagerung keine oder wenige Vitamine enthält, verarbeitet es zu Saft, mischt eine Vitamintablette hinein und verkauft das als gesund", beschwert sich Eickelkamp von der Organisation „Foodwatch" in der „Berliner Zeitung" zum Thema „Vitamin-Schwindel" vom 11.8.2008. Die Industrie spart gern bei den Rohstoffen, weil sie etwa 30% der Herstellungskosten verursachen. Ein Kilo Ascorbinsäure oder Vitamin C, eine Menge, mit der ein Mensch jahrelang auskommt, kostet industriell hergestellt nur 6 Euro. Wer weiß schon, dass „frische Äpfel" zwei Jahre alt sein dürfen? Das nennt man legale Verbrauchertäuschung.

Die Moringa-Pflanze enthält Vitamine in weitaus größeren Mengen als andere Nahrungsmittel. Die Organisation „Tree for Life" bemerkt dazu: *„Pflanzt man Moringa oleifera an, wachsen Multivitamine direkt vor der Haustür."*

Natürliche grüne Gemüse sind die beste Quelle für Vitamine, die sich kontinuierlich und ohne die Nebenwirkungen künstlicher Vitamine einnehmen lassen.

Die meisten können das Pulver der Acerola-Kirsche gut vertragen, andere hingegeben bekommen von künstlich hergestelltem Vitamin C (Ascorbinsäure) flammend rote Flecken auf der Stirn. Für einen Chemiker ist beides einfach Vitamin C, nicht jedoch für unseren Organismus. Wir sind ein Teil der Natur und haben uns zusammen mit unseren Nahrungsmitteln seit einigen Millionen Jahren entwickelt. Unser Verdauungssystem, unser Stoffwechsel und unser Immunsystem sind an Pflanzen als Ganzes gewöhnt. Nur Vitamine aus Pflanzen im natürlichen Verbund sind vollständig bioverfügbar, das heißt, dass nur sie vom Körper optimal genutzt und verwertet werden können. Daher ist es so wichtig, statt Pillen zu schlucken, Obst und Gemüse als „lebendige Nahrung" zu essen.

Vitamin C

Vitamin C, von Linus Pauling auch als Superstar der Vitamine bezeichnet, ist der am gründlichsten erforschte unter diesen Lebensstoffen. Es wird gebraucht zur Herstellung von Kollagen benötigt, einem Strukturprotein das den ganzen Körper durchzieht und hauptsächlich im Bindegewebe vorkommt. Ohne Kollagen würden wir buchstäblich auseinanderfallen. Vitamin C-Mangel führt zu Skorbut, der mit einem Verlust der Zähne beginnt. Vitamin C ist wichtig für ein starkes Immunsystem, die Wundheilung und die Bildung von Narbengewebe. Es hat eine antivirale, antibakterielle und krebsbekämpfende Wirkung. Zusammen mit anderen Antioxidantien wie Vitamin E, Beta-Karotin und Selen wirkt es als Radikalfänger. Damit wirkt es der Entstehung von chronischen Erkrankungen und verfrühten Alterungsprozessen entgegen. Dieses Vitamin bekämpft die Oxidation oder das Ranzigwerden von Lipiden, dem Hauptbestandteil der Zellmembranen, und schützt so den Zellkern vor der Beschädigung durch freie Radikale. Vitamin C stärkt die Funktion der Blutgefäße und kann damit Schlaganfall und Herzinfarkt verhüten. Dieser Lebensstoff neutralisiert Toxine und entgiftet den Körper, indem es Entgiftungsenzyme unterstützt. Durch Vitamin C wird außerdem die Aufnahme von Eisen und Kalzium verbessert.

Vitamin C ist licht- und hitzeempfindlich und kann deshalb „totgekocht" werden. Weil der menschliche Körper Vitamin C nicht selbst herstellen kann, ist er auf die Zufuhr durch die Nahrung angewiesen. Durch unser modernes, hektisches Leben können Menschen schnell Vitamin-C-Defizite entwickeln, weil Stress einen Vitamin-C-Räuber darstellt. Besonders Raucher, ältere Menschen, Schwangere, stillende Mütter, Frauen, die die Antibaby-Pille nehmen, und alle, die unter chronischem Stress leiden, sollten auf natürliche Vitamin-C-Quellen wie Moringa zurückgreifen.

Offiziell gilt eine Dosis von 60mg Vitamin C täglich als ausreichend. Allerdings empfehlen Ernährungswissenschaftler als optimale Dosis 2g täglich. Linus Pauling, der für seine Forschungen über die Molekülstruktur der Proteine 1954 den Nobelpreis erhielt, erklärte: *„Ich nehme täglich 10g Vitamin C. 5g morgens, damit ich gut ‚zu Stuhle' komme, und den Rest über den Tag verteilt.“* Er wurde über neunzig. Bei einer täglichen Zufuhr von ein bis zwei Gramm für Erwachsene konnte die Häufigkeit von Herzkrankheiten, Krebs und anderen Krankheiten wesentlich reduziert werden. Unsere Vorfahren in der Steinzeit und unsere nächsten Verwandten, die Menschenaffen, nahmen bzw. nehmen über ihre Nahrung Vitamin C im Grammbereich auf.

Moringa enthält eine hohe Konzentration an Vitamin C. 100g Blätter enthalten deutlich mehr als 200mg Vitamin C, während 100ml Orangensaft nur 40mg enthält. Die Moringa-Früchte enthalten doppelt so viel Vitamin C wie Orangen.

Die B-Vitamine - „to be or not to be“

Die wasserlöslichen B-Vitamine sind lebenswichtig, und ein Defizit führt zu ernsthaften Erkrankungen. Moringa stellt eine hervorragende Quelle dieser Vitamingruppe dar.

Vitamin B1 oder Thiamin ist das allererste B-Vitamin, das entdeckt wurde. Dieser Lebensstoff ist unabdingbar für die zellulare Energieproduktion in den Mitochondrien, unseren Zellkraftwerken. Außerdem spielt Thiamin eine große Rolle bei der Verstoffwechslung vieler Kohlenhydrate, bei der Verarbeitung von Fetten und Proteinen und bei den Funktionen des Herzens, der Muskeln und des Nervensystems. Vitamin B1 ist wesentlicher Bestandteile der Myelinschicht, die unsere Nerven umgibt. Bei Thiamin-Mangel kann es daher zu Störungen der Nervenübertragung kommen, was sich durch Schmerzen, Kribbeln und dem Absterben von Nervenzellen bemerkbar machen kann.

Alkoholiker, Raucher sowie Menschen, die viel Tee und Kaffee konsumieren, haben einen erhöhten Vitamin B1-Bedarf. Im Alter sinkt der Vitamin B1-Spiegel. Bei Menschen, die Nährstoffe schlecht aufnehmen oder sich schlecht ernähren, kann der Bedarf dieses Vitamins bis zu zehnfach höher sein. Vitamin B1 ist chemisch instabil und wird daher durch Kochen, Kühlung und die Konservierung durch Tiefkühlung zerstört. Nach einem Jahr ist der Vitamin-B1-Gehalt von grünem Gemüse in der Tiefkühltruhe um 90% reduziert.

Vitamin-B1-Präparate helfen oft nicht, weil sie B1 in der biologisch nicht aktiven Form von Thiamin-Hydrochlorid enthalten.

Wir benötigen 1-2mg Vitamin B1 pro Tag. Frische Moringa-Blätter enthalten 0,21 mg pro 100g, im Blattpulver sind es sogar 2,6mg.

Vitamin B2 oder Riboflavin ist ein ebenso wichtiges B-Vitamin. Riboflavin aktiviert Vitamin B6 und wird für eine optimale Nierenfunktion gebraucht. Auch dieses Vitamin ist lebenswichtig für die Produktion der körpereigenen Energie und die Verstoffwechslung von Fetten, Kohlenhydraten und Aminosäuren. Außerdem wird Riboflavin für die Bildung der roten Blutkörperchen benötigt sowie für die Bildung von Antikörpern. Vitamin B2 ist auch für die optimale Resorption von Eisen und bestimmten Vitaminen notwendig, zudem sorgt es für gesunde Muskeln und eine schöne Haut.

Menschen, die sportlich sehr aktiv sind, Alkoholiker, Krebspatienten und Frauen, welche die Pille nehmen, sowie Menschen, die auf Antibiotika angewiesen sind, haben einen erhöhten Vitamin B2-Bedarf. Das lichtempfindliche Vitamin B2 ist in Weißmehlprodukten im Gegensatz zu Vollkornprodukten nur noch zu 30% vorhanden.

Moringa-Blätter enthalten mit 0,07mg pro 100g einen ähnlich hohen Anteil von Vitamin B2 wie Brokkoli und Spinat. Blattpulver weist 0,7 bis 1mg pro 100g auf.

Vitamin B3 oder Niacin ist wie Vitamin B1 und B2 wichtig für die Energieproduktion, die Verstoffwechslung von Proteinen, Fetten und Kohlenhydraten. Außerdem spielt dieses Vitamin eine wichtige Rolle für unsere Verdauung, das Nervensystem und die gesunde Haut. Pellagra ist eine Krankheit, die bei Niacinmangel entsteht und sich durch Juckreiz, Entzündungen der Schleimhäute des Verdauungstraktes sowie Schäden im zentralen Nervensystem und in der Folge durch Lähmungen bemerkbar machen kann. In schweren Fällen kann Pellagra sogar zum Tod führen. Zwar kann der Körper aus der Aminosäure Tryptophan Vitamin B3 herstellen, doch für die Produktion von einem mg werden 60mg Tryptophan benötigt.

Moringa-Blätter enthalten zwischen 0,5 und 0,8mg Vitamin B3 pro 100g, während es beim konzentrierten Blattpulver mehr als 8mg sind.

Vitamin B5 oder Pantothensäure findet sich ebenfalls in der Moringa-Pflanze: 2,6mg pro 100g Blattpulver. Dieses Vitamin transportiert Fettsäuren und Zucker zum Ort der Energieproduktion in der Zelle. Pantothensäure unterstützt Immunsystem und Sauerstoffversorgung und gilt als Anti-Stress-Vitamin zur Stärkung der Nerven. Es sorgt für schnellere Wundheilung und scheidet Stoffwechselprodukte aus. Vitamin B5 wirkt gegen vorzeitige Übermüdung und steigert die Leistungsfähigkeit. Es hilft zudem bei Blutarmut sowie bei Entzündungen und grauen Haaren.

Vitamin B6 oder Pyridoxin ist lebenswichtig für den Aminosäurestoffwechsel, weil es zur Synthese zahlreicher Proteine benötigt wird. Außerdem reguliert es den Hormonhaushalt, senkt den Cholesterinspiegel, unterstützt die Bildung von Antikörpern, hilft bei Arthrose und psychischen Erkrankungen sowie bei Hyperaktivität. Es ist für die Synthese und Aktivierung vieler Substanzen wie Serotonin, Dopamin und Hämoglobin zuständig. Der Durchschnittsamerikaner nimmt über die Nahrung weniger als 70% der empfohlenen Vitamin B6-Menge zu sich, und das dürfte hierzulande ähnlich sein. Pyridoxin-Defizite können sich in Anämie, Reizbarkeit, Schlafstörungen und Nierensteinbildung äußern.

In Moringa-Blattpulver findet sich 1,7mg pro 100g. Das klingt nach wenig, aber der Tagesbedarf beträgt lediglich 1,2mg für Frauen und 1,5mg für Männer. 16g Moringa-Pulver decken also bereits etwa 20% des Tagesbedarfs.

Vitamin B7 oder Biotin ist ein Bestandteil vieler wichtiger Enzyme. Es wandelt Fette aus der Nahrung in Fettsäuren um, die der Körper unter anderem für die Bildung der Zellmembranen benötigt. Biotin unterstützt das Immunsystem und den Aufbau von Gewebehormonen. Es ist wichtig für die Blutgerinnung, einen normalen Blutdruck und beteiligt an der körpereigenen Energiegewinnung. Biotin wird auch als Schönheitsvitamin bezeichnet, weil es durch seinen hohen Schwefelgehalt Haut, Haaren und Fingernägeln Glanz und Stabilität schenkt. Es hilft ebenfalls bei nervlich bedingten Problemen wie Schlafstörungen, Müdigkeit, Ängsten und Depressionen. In 100g Blattpulver sind 92µg iotin enthalten, der Tagessatz liegt bei 30-60µg, so dass schon 15g Blattpulver den Tagesbedarf decken.

Vitamin B9 oder Folsäure ist ebenfalls in der Moringa-Pflanze zu finden. Dieses B-Vitamin spielt eine wichtige Rolle bei der Bildung, Reifung und Regeneration von Blutkörperchen. Ein Mangel an roten und weißen Blutkörperchen schwächt Körper und Immunsystem. Folsäure ist außerdem an der Synthese von Proteinen wie Hämoglobin beteiligt und wichtig für unser Nervensystem. Sie wird für die Synthese der DNA und RNA benötigt sowie für Zellteilung und -neubildung. Laut „Nationaler Verzehrstudie II" von 2008 des Bundesforschungsinstituts für Ernährung und Lebensmittel erreichen 79% der Männer und 86% der Frauen nicht die empfohlene tägliche Zufuhr. Dies sind beunruhigende Zahlen. Besonders während der Schwangerschaft kann es zu einem gefährlichen Folsäuremangel kommen, der zu Missbildungen des Neugeborenen oder zu Fehlgeburten führen kann. Symptome eines Folsäure-Mangels können Blutarmut, Verdauungsstörungen, eingerissene Mundwinkel und Reizbarkeit sein.

Eine ausreichende Versorgung mit **Folsäure** schützt vor Herz-Kreislauf-Erkrankungen und vor psychischen Leiden. Außerdem wird die Hautalterung verzögert und das Immunsystem gestärkt. In Moringa-Pulver findet sich 1.037µg Folsäure pro 100g. Der Tagesbedarf liegt bei 400µg, so dass 15g Moringa-Pulver rund 40% des Tagesbedarfs decken.

In Moringa findet sich **Vitamin B12 oder Cobalamin**, eine Seltenheit im Pflanzenreich, mit 1,4µg pro 100g. Es ist wichtig, dass Vitamin B12 in Form von Cobalamin vorliegt und nicht nur analog oder ähnlich, weil der Körper nur das echte Vitamin B12 verwerten kann. Miso, Tempeh und Spirulina-Algen weisen lediglich Einzelverbindungen auf, die B12 ähnlich sind, jedoch nicht in dessen aktive Form umgewandelt werden können. Der Körper kann nur kleine Mengen B12, etwa 2 bis 5mg, hauptsächlich in der Leber speichern.

Vitamin B12 wird bei der Herstellung der Aminosäure Methionin, bei der Verwandlung von Folsäure in seine aktive Form und für die Bildung der Myelin-Schicht der Nerven benötigt. In der Schwangerschaft und Stillzeit ist der Bedarf um ein Drittel erhöht. Da Vitamin B12 in der Leber gespeichert wird, können Lebererkrankungen und ein hoher Alkoholkonsum den B12-Status beeinträchtigen. Erkrankungen des Magen-Darm-Traktes und der Bauchspeicheldrüse sowie das Rauchen und bestimmte Medikamente wie die Pille reduzieren die Aufnahme von B12. Vegetarier und Veganer sind von B12-Mangel bedroht. Das trifft auch auf Senioren zu, etwa die Hälfte aller über 65-jährigen entwickelt eine Zellschwäche der Magenwand. Hierdurch wird die Bildung des so genannten Intrinsic-Faktors vermindert und die Bioverfügbarkeit von Vitamin B12 erheblich verschlechtert, was bei vielen Menschen zu Mangelerscheinungen führt.

B12-Mangel kann Blutarmut und eine Degenerierung des Nervensystems verursachen. Mögliche Folgen sind Konzentrationsschwäche, Kurzatmigkeit, verminderte Sehkraft, Beeinträchtigung des Immunsystems, Gewichtsverlust, Aggressivität, Verwirrung, Psychosen und Depressionen.

Vitamin A

Vitamin A ist in der Moringa-Pflanze wie in allen pflanzlichen Substanzen in Form von Beta-Karotinen enthalten. Beta-Karotin oder Provitamin A wird bei Bedarf vom Körper in Vitamin A umgewandelt. Es hat darüber hinaus als Gesundheitsvitamin Zellschutzfunktionen als Antioxidans und ist für eine optimale Funktion der Augen, der Haut und der Schleimhäute wichtig. Provitamin A schützt vor Krebs, Herzinfarkt und Schlaganfall. Außerdem verhindert es Sonnenbrand und die schädlichen Wirkungen von krebsauslösenden Stoffen. Da Provitamin A die Produktion von Antikörpern wie T- und B-Lymphozyten stimuliert, hilft es auch gegen Infektionen. Es ist außerdem wichtig für das Körperwachstum und eine gesunde Knochenentwicklung. Vitamin A spielt eine wichtige Rolle bei der Synthese von DNA und RNA, der Herstellung von Adrenalin und der Fruchtbarkeit von Mann und Frau.

Im Gegensatz zu Vitamin A, das in zu hohen Dosen im Körper toxisch wirkt, kann Provitamin A nicht überdosiert werden. Im Gegensatz zu Vitamin-A-Präparaten ist Moringa daher eine sichere Vitamin-A-Quelle. Beta-Karotine aus Pflanzen werden bis zu zehnmal besser resorbiert als synthetisch hergestelltes Beta-Karotin. Moringa-Blätter enthalten mehr Beta-Karotin als Karotten, nämlich 19mg pro 100g Blattpulver. 16g Moringa-Blätter decken fast die Hälfte des Tagesbedarfs von 1mg. Wer nicht gerade Leber und Leberprodukte oder fettreichen Fisch isst, riskiert einen Vitamin-A-Mangel. Professor Hans Konrad Biesalski von der Universität Hohenheim sagt daher: „Bis zu 70% der Vitamin-A-Versorgung in Deutschland müssen über Beta-Karotin sicher gestellt werden. Unsere Resultate deuten darauf hin, dass das Beta-Carotin aus frischen und dehydrierten Blättern des Moringa-Baumes im höchsten Maße biologisch verfügbar ist und einen Vitamin-A-Mangel bei Tieren und Menschen effizient auszugleichen vermag.“ (in „Functional Feed“, Landinfo 3/2003, S. 40).

Vitamin E

Vitamin E ist eines der wichtigsten Antioxidantien, das der Entstehung von Krebs, Herzerkrankungen, Diabetes und verfrühten Alterserscheinungen entgegenwirkt. Vitamin E ist nicht nur einer der kraftvollsten Radikalfänger, sondern stärkt und schützt auch weitere Antioxidantien wie Vitamin A vor Oxidation. Damit ist es das wichtigste der fettlöslichen Vitamine. Vitamin E ist aber auch einer der effektivsten Schutzschilde gegen Umweltgifte. Es gilt auch als Fruchtbarkeitsvitamin. Es sorgt für die Spannkraft der Haut und beschleunigt die Wundheilung. Ferner fördert es die Sauerstoff- und Nährstoffversorgung der Zellen, da Fettsäuren, die von Vitamin E geschützt werden, die Zellmembran durchlässig halten. Vitamin E beugt Thrombosen und Embolien vor, indem es das Verkleben der Blutplättchen verhindert und das Blut dünnflüssig hält. Außerdem hat es therapeutische Wirkungen bei Blutarmut, grauem Star, Altersflecken, hohen Cholesterinwerten, Nervenleiden, Herz-Kreislauf-Erkrankungen, Unfruchtbarkeit, Immunschwäche und Leberproblemen.

Moringa-Pulver enthält 113mg pro 100g. Da der Tagesbedarf bei 14mg liegt, wird dieser bereits von 15g Blattpulver gedeckt. Damit ist Moringa eine der Vitamin-E-reichsten Nahrungsquellen.

Proteine in Moringa: alle essenziellen Aminosäuren in optimal verwertbarer Form

„Grüne Pflanzen mit hohem Eiweißgehalt gehören zu den wirksamsten grünen Elixieren zur Zellregeneration, die uns die Natur bietet“

- Halima Neumann, Gesundheitsautorin

Pflanzeneiweiß ist tierischem Eiweiß überlegen

Grüne Pflanzen versorgen uns mit hochwertigem Eiweiß. In Moringa-Pulver entfällt mit etwa 45% des Gewichtes die größte Einzelkomponente auf Eiweiß. Zum Vergleich: Vollkornweizenmehl enthält nur 10% Eiweiß, Milch 3%, Eier 12% und ein Steak 16%.

Moringa stellt eine komplette, hochwertige Eiweißquelle dar. Dass Eiweiß tierischen Ursprungs besonders gesund sein soll, ist ein altes Vorurteil, denn das Gegenteil ist der Fall. Eiweiß tierischer Herkunft benötigt eine lange Verdauungszeit und hinterlässt oft Rückstände im Darm, die zum Auslöser von Allergien und anderen Krankheiten werden können. Der Stoffwechsel verbraucht bei tierischem Eiweiß unnötig viel Energie, um daraus körpereigene Aminosäuren und weiter körpereigene Proteine herzustellen. Dass Steak direkt in Muskeln umgewandelt wird, beruht auf falschen Annahmen. Die leicht verdaulichen Proteinmoleküle aus Pflanzen hingegen sind zu etwa neunzig Prozent sofort vom Körper verwertbar, ohne wie bei der Fleischverdauung Purine und Harnsäuren als Abfallprodukte zu hinterlassen, die zu einer Übersäuerung des Organismus und einer Verschlackung der Darmzotten führen. In vielen Fällen wird dadurch der Entstehung von Gicht und Rheuma Vorschub geleistet. Der im Allgemeinen zu hohe Konsum von Proteinen tierischen Ursprungs kann nach Prof. Lothar Wendt zu einer „Eiweißmast" führen. Die Entstehung verschiedener Krebsarten, besonders Brustkrebs und Dickdarmkrebs, wird damit in Verbindung gebracht.

Die Aufgabe der Proteine

Zusammen mit Fetten und Kohlenhydraten sind Proteine die grundlegenden biochemischen Substanzen, aus denen Pflanzen, Tiere und Menschen bestehen. Die Zelle besteht im Trockengewicht fast zur Hälfte aus Proteinen. Hüllen aus Eiweiß schützen die Enden von Chromosomen und damit unser Erbgut. Aus Proteinen können in Gefahrensituationen innerhalb kürzester Zeit Milliarden von Immunzellen gebildet werden. Ernährungswissenschaftler empfehlen als tägliche Proteinzufuhr etwa 0,8g pro kg Körpergewicht, also etwa 50 bis 80g. Bestimmte Bevölkerungsgruppen wie Babys und Athleten haben einen wesentlich höheren Bedarf. Leben könnte als komplizierter und schöner „Tanz der Proteine" angesehen werden.

Proteine, die aus etwa zwanzig Aminosäuren bestehen, bilden das strukturelle Gerüst des Körpers. Sie sind am Aufbau der Zellwände, des Bindegewebes, der Muskeln, der Enzyme und verschiedener Membranen beteiligt. Die Bedeutung von Proteinen wird deutlich, wenn man bedenkt, dass Enzyme an allen Lebensprozessen mitwirken und einige Proteine auch als Hormone und Stoffwechselregulatoren arbeiten. Proteine sind Teil jeder lebenden Zelle, und ohne Proteine wären die Körperzellen nicht lebensfähig.

Die Bedeutung einer optimalen Proteinzufuhr über die Nahrung kann nicht stark genug betont werden. Die wichtigsten Funktionen sind die Bildung wesentlicher Komponenten von Antikörpern, Hormonen und Enzymen, die Erneuerung von beschädigtem Gewebe einschließlich der Blutzellen, die Bereitstellung von Nahrungsenergie und die Aufrechterhaltung des Mineralstoffhaushalts und des Säure-Basen-Gleichgewichts. Enzyme sind die *„Schlüssel zur Langlebigkeit"*, so Dr. Mary Ruth Swope." *Besonders die grünen Blätter des Moringa-Baums mit ihrem beachtlichen Proteingehalt sind vielleicht die beste Eiweißquelle in der Natur".*

Alle acht essenziellen Aminosäuren müssen ausreichend vorhanden sein

Der Körper benötigt alle acht essenziellen, nicht vom Körper selbst hergestellten Aminosäuren in ausgewogenem Verhältnis, um gesundes Gewebe aufzubauen.

Dabei handelt sich um **Isoleucin, Leucin, Lysin, Methionin, Phenylalanin, Threonin, Tryptophan und Valin**. Diese essenziellen Aminosäuren müssen über die Nahrung zugeführt werden, weil unser Körper sie nicht selbst herstellen kann. Wenn in einer Mahlzeit nur eine essenzielle Aminosäure fehlt oder in zu geringen Mengen vorkommt, ist der Organismus nicht mehr in der Lage, aus den restlichen Aminosäuren Zellbausteine für den Gewebeaufbau zu bilden. Besonders für Vegetarier, Veganer und Rohköstler ist es sinnvoll, den Mahlzeiten komplette Pflanzenproteine wie Moringa, Gerstengrassaft und AFA-Algen hinzuzufügen, da viele pflanzliche Eiweiße „unvollständig" sind. Getreide enthält zum Beispiel nur einen niedrigen Anteil der essenziellen Aminosäure Lysin, während Bohnen einen Mangel an Methionin aufweisen. Im Gegensatz zu den meisten Pflanzen enthält Moringa einen hohen Anteil sowohl von Methionin als auch von Lysin.

Moringa-Blattpulver enthält mit 926mg pro 100g Blattpulver reichlich **Tryptophan**, aus der unser Gehirn das Wohlfühl- und Glückshormon Serotonin, einen wichtigen Neurotransmitter, herstellt.

Wir benötigen einen hohen Serotoninspiegel, um gut lernen zu können, konzentriert zu bleiben, ausgeglichener Stimmung zu sein und Lebensfreude zu erfahren. Serotonin hebt die Stimmung. Wenn der Serotoninspiegel zu niedrig ist, leiden wir unter Stimmungsschwankungen, Depressionen, Angstgefühlen, Schlafstörungen sowie Lern- und Konzentrationsschwierigkeiten. Am Abend wandelt der Körper Serotonin in das Schlafhormon Melatonin um, damit wir leichter einschlafen können. Serotonin fördert außerdem die Kontraktion glatter Muskelzellen und bekämpft Migräne und Entzündungen. Tryptophan ist außer in der Moringa-Pflanze in nennenswerter Menge in Sesam, Bananen, Ananas, AFA-Algen und Papayas enthalten.

Histidin finden wir im Blattextrakt der Moringa-Pflanze in einer Konzentration von 1.357mg pro 100g Blattpulver. Histidin erhöht die Widerstandsfähigkeit des Organismus gegenüber Umweltgiften und Allergenen. Histidin findet sich konzentriert im Hämoglobin, es wirkt daher vorbeugend gegen Anämie. Außerdem ist Histidin wichtig für eine gute Durchblutung und ein gutes Gehör. Diese Aminosäure wird außerdem bei Rheuma und zur Steigerung der Libido eingesetzt.

Isoleucin ist ebenfalls konzentriert in Moringa-Blättern vorhanden. Diese Aminosäure spielt eine große Rolle als Bestandteil vieler Proteine und Enzyme. Wichtig ist Isoleucin für optimales Wachstum und als Bestandteil von Hämoglobin; es sorgt für normale Blutzuckerwerte, gesundes Muskelgewebe, Ausdauer und hohes Energieniveau. Isoleucin reguliert auch den Stoffwechsel.

Wie Isoleucin und Valin ist Leucin wichtig für gesundes Körperwachstum, gesunden Muskelaufbau, gesunde Knochen und gesunde Haut. Außerdem fördert es Heilungsprozesse. Leucin senkt den Blutzuckerspiegel, was für Diabetiker von Bedeutung ist. Unabhängig vom Leberstoffwechsel steht Leucin den Muskeln als sofortige Energiequelle zur Verfügung. Es fördert ferner die Aktivität von Neurotransmittern wie Serotonin und Dopamin und wirkt auf diese Weise indirekt stimmungsaufhellend.

Lysin ist ebenfalls wichtig für gesundes Wachstum, die Einlagerung von Kalzium in die Knochen und die Bildung von Antikörpern. Bei Menschen mit zu hohen Blutfettwerten senkt es den Triglyzerid-Spiegel. Lysin hilft, das eiweißspaltende Enzym Trypsin in der Bauchspeicheldrüse aufzubauen. Außerdem bekämpft Lysin Viren, besonders Herpes-Viren, fördert die Wundheilung, reguliert hohen Blutdruck und vermindert Stressanfälligkeit und Ängstlichkeit.

Die schwefelhaltigen Aminosäuren **Methionin und Cystin** fördern die Entgiftung des Organismus, schützen vor UV- und Röntgenstrahlung und zerstören freie Radikale. Beide Aminosäuren sind Bestandteile von Fingernägeln, Haut und Haaren. Daher verhindern sie auch vorzeitige Hautalterung. Cystin hat außerdem antientzündliche Eigenschaften. Sowohl Methionin als auch Cystin bauen Muskelmasse auf und verbrennen Körperfett. Methionin ist das wichtigste Element in der Budwig-Therapie und führt in Verbindung mit Leinöl Tumorzellen verstärkt Sauerstoff zu, was deren Wachstum hemmt. Dr. Johanna Budwig wurde 95 Jahre alt und propagierte die „Öl-Eiweiß-Kost“ auf der Basis der „Warburg-Hypothese“ des Medizin-Nobelpreis-trägers Otto Warburg zur Entstehung von Dickdarmkrebs, die 2006 im Laborversuch mit Mäusen bestätigt wurde.

Da Tumorzellen in anaerobem Milieu gedeihen, „mögen" sie Sauerstoff nicht, denn der bremst ihr Wachstum massiv.

Phenylalanin und Tyrosin stärken unser Nervensystem, weil Tyrosin zur Herstellung der Neurotransmitter Dopamin und Norepinephrin wichtig ist. Im Körper wird Phenylalanin in Tyrosin umgewandelt. Diese beiden Aminosäuren sind ideal, um Schmerzen zu bekämpfen, das Gedächtnis zu verbessern und sogar den Appetit zu mäßigen. Sie stehen für Glück, Optimismus und Lebensfreude und helfen nachweislich bei Depressionen und Stimmungsschwankungen. Wenn wir älter werden, produzieren wir immer weniger Dopamin aus Tyrosin und Phenylalanin. Ohne ausreichend Dopamin können wir kein Grundgefühl von Harmonie oder gar heiterer Gelassenheit, von innerem Frieden und Freude am Sein, ja Glück erfahren. Tyrosin ist ein Vorläufer des Hautpigments Melanin und schützt auch vor der schädigenden Wirkung ultravioletter Strahlung.

Threonin ist notwendig für die Bildung von Kollagen und Elastin, welche die Haut bilden und elastisch halten. Diese Aminosäure schützt auch Leber, Herz, Nervensystem und Skelettmuskeln und sorgt für ein gesundes Knochenwachstum. Außerdem stärkt sie das Immunsystem, indem sie die Bildung von Antikörpern fördert. Diese Aminosäure hilft ferner bei Krämpfen, Angststörungen und anderen Störungen des Nervensystems.

Valin stimuliert und stärkt die Energiereserven der Muskeln und fördert den Muskelaufbau, da diese Aminosäure als Ausgangssubstanz für die Biosynthes von Pantothensäure fungiert, welche für die optimale Funktion von Nerven- und Muskelgewebe von Bedeutung ist. Zudem verbessert es die Stresstoleranz und ist wichtig für den Stoffwechsel der Neurotransmitter.

Die Rolle der nicht essenziellen Aminosäuren in Moringa

Die nicht essenzielle Aminosäure **Alanin** reguliert den Blutzuckerspiegel und beugt damit Diabetes vor. **Arginin** stärkt das Immunsystem und beugt bei Männern Erektionsstörungen vor. Aspartamsäure beugt Erschöpfung und Burnout vor. **Asparaginsäure** sorgt für mehr Energie, weil es die Produktion von Adenosintriphosphat (ATP) für die Mitochondrien, unsere Zell-Kraftwerke, fördert. **Cystin** ist wichtig für Zellaufbau und -regeneration. Außerdem bekämpft diese Aminosäure freie Radikale. Cystein wirkt **ebenfalls** stark antioxidativ, da es Schwermetalle ausleitet und dem Körper hilft, Fettsäuren zu bilden. **Glutaminsäure** verbessert das Gedächtnis und neutralisiert Schwermetalle und Schimmelpilze. **Glyzin** ist wichtig zum Aufbau von Antikörpern und damit fürs Immunsystem. **Prolin** stärkt den Herzmuskel und bekämpft Arteriosklerose. **Serin** ist wichtig bei der Entstehung eines neuen Menschen.

Moringa enthält, eine Seltenheit im Pflanzenreich, alle essenziellen und nicht-essenziellen Aminosäuren in ausgewogener Zusammensetzung und in einem stabilen Zustand.

Viele Wissenschaftler gingen bisher davon aus, dass nur Sojabohnen eine wertvolle pflanzliche Proteinquelle darstellen. Sie müssen nun jedoch erkennen, dass Moringa eine ebenso wertvolle Quelle für Eiweiß ist. Während viele Menschen eine Allergie gegen Sojaprodukte haben, ist das Allergiepotenzial von Moringa gleich null. In Moringa finden sich die essenziellen Aminosäuren Isoleucin, Leucin, Lysin, Methionin, Phenylalanin, Threonin, Tryptophan und Valin sowie die Aminosäuren Alanin, Arginin, Aspariginsäure, Glutaminsäure, Glycin, Histidin, Prolin, Serin, Tyrosin und Zystein. Aus Arginin bildet der Körper das Wachstumshormon HGH, das unter anderem für die Knorpelbildung zuständig ist und durch dessen vermehrte Bildung Bandscheibenprobleme und damit zusammenhängende Rückenschmerzen zurückgehen können.

Damit stellt Moringa eine hervorragende Quelle aller essenziellen und nicht essenziellen Aminosäuren dar und ist besonders für Sportler, Kranke, Geistesarbeiter und Kreative, Schwangere, Kinder, Veganer und Menschen mit erhöhten Bedarf an hochwertigem Eiweiß durch Stressbelastung als regelmäßiger Bestandteil ihrer Ernährung zu empfehlen. Moringa ist als Eiweißquelle gegenüber Milchprodukten und Fleisch eindeutig der Vorzug zu geben, weil pflanzliches Eiweiß für den Körper leichter verfügbar ist, der Organismus nicht mit Fett, Säuren und Cholesterin belastet wird und es auch nicht zu Allergien kommt.

Behen-Öl, das süße Öl des Moringa-Baumes, eine Quelle wertvoller Fettsäuren

„Moringa-Samen liefern ein hochwertiges, lang lagerbares Öl."

- Claus Barta in „Moringa oleifera"

Moringa-Öl, beliebt schon in der Antike

Schon die alten Ägypter, Griechen und Römer wussten das Moringa- oder

Behen-Öl zu schätzen. In Ägypten wurde es als Speiseöl und für die Haut- und Wundpflege verwendet. Es war damals das am häufigsten zu medizinischen Zwecken verwendete Pflanzenöl. Die Menschen der Antike nutzten es als Lebensmittel, als Kosmetikum für den Schutz der Haut und als Grundlage für Parfüms. Heute wie damals werden daraus hochwertige Seifen und Cremes hergestellt. John Sutherland von der Universität in Leicester schreibt, dass das kommerzielle Interesse an Moringa-Öl schon über zweihundert Jahre alt ist. In den Tropen wird es seit alters bei allen Arten von Hautentzündungen und für die Haut- und Haarpflege genutzt, wie ich im Kapitel über Moringa in der Volksmedizin und in der Gesundheitslehre des Ayurveda dokumentiert habe.

1817 wurde das Öl in einer Petition an das jamaikanische „House of Assembly" als nützlich für Salate und kulinarische Zwecke bezeichnet. Das Behen-Öl wurde in Asien häufig zum Einreiben bei rheumatischen Erkrankungen genutzt. Bei uns findet es schon seit langem vielfältige Verwendung: als Uhrenöl, als Schmieröl für empfindliche Instrumente (da es nicht leicht ranzig wird), als rußfreier Brennstoff für Glühlampen, als Haaröl, als Rostschutzmittel, als Brennstoff für Motoren.

Dank seines großen Aufnahmevermögens für Gerüche wird es dazu verwendet, um sensible Duftstoffe aus Blüten zu extrahieren. 1848 wurde Moringa-Öl erstmals auf seine Bestandteile hin untersucht. Dabei wurde Behen-Säure, eine Fettsäure mit hohem Schmelzpunkt, entdeckt. Behen-Öl ist blassgelb, durchscheinend, auch außerhalb des Kühlschranks fast unbegrenzt haltbar und hat ein charakteristisches, angenehm mildes, süßliches Nussaroma. Laut Analyse des NRI („Natural Resources Institute") von 1993 enthält Moringa-Öl etwa 73% Ölsäure, 7% Behen-Säure, 6% Palmitin, 5% Stearin, 3,6% Arachin, 2,3% Eicosan-Säure, 1% Palmitolein-Säure, 1% Lignocerin, 0,6% Linolsäure, 0,1% Alpha-Linolsäure und 0,1% Myristin-Säure.

Wenn man eine ausreichende Menge Moringa-Samen hat, kann man Behen-Öl auch selbst herstellen. Dazu zerstampft man die Samen, fügt der Masse etwa 10% Wasser hinzu, erhitzt das Ganze behutsam im Wasserbad und seiht es ab. Über Nacht trennt sich das Öl vom Wasser. Der zurückbleibende Filterkuchen hat mit einem Proteingehalt von etwa 60% ausgezeichnete Düngereigenschaften und kann außerdem zur Reinigung von Wasser verwendet werden.

Moringa enthält wertvolle Fettsäuren

Moringa ist eine gute Quelle für hochwertige Fettsäuren. Der Gesamtfettsäureanteil liegt bei 3,2%; das entspricht etwa dem von Kuhmilch. Dabei ist das Verhältnis von gesättigten zu ungesättigten Fettsäuren 20% zu 80%. Die Konzentration von Fettsäuren ist in den Samen am höchsten, aber auch die Blätter enthalten ein bis zwei Prozent Fette. „Oleifera" ist der lateinische Name für „ölenthaltend".

Moringa enthält die beiden essenziellen, vom Körper nicht herstellbaren Fettsäuren Linolsäure mit 106mg pro 100g und Alpha-Linolensäure in der Konzentration von 624mg pro 100g. Linolsäure ist eine zweifach ungesättigte, Alpha-Linolensäure eine dreifach ungesättigte Fettsäure. Diese Fettsäuren sind wichtig für Gewebehormone, Hormonhaushalt, Immunsystem, Fortpflanzung, Atmung, Nerven, Herz, Kreislauf - d.h. für den gesamten Körper. Moringa-Pulver enthält sechsmal mehr Omega-3-Fettsäuren als Omega-6-Fettsäuren. In unserer Ernährung überwiegen - durch hohen Fleischkonsum, Viehmast mit Getreide und zu viel Sojaöl - die Omega-6-Fettsäuren bei weitem; zurzeit ist das Verhältnis 25 Teile Omega-6- zu einem Teil Omega-3-Fettsäuren. Das ideale Verhältnis sollte aber 2:1 sein. Daher ist Moringa mit seinem Verhältnis 6:1 von Omega-3- zu Omega-6-Fettsäuren so wichtig als Ausgleich. Bei Leinöl ist das Verhältnis immerhin vier Teile Omega-3- zu einem Teil Omega-6-Fettsäuren.

Moringa schützt unsere wertvollen Fettsäuren vor Oxidation und liefert die Rohstoffe für Enzyme, die für die Umwandlung von Omega-3-Fettsäuren in Eicosapentaensäure EPA und Docosahexaensäure DHA notwendig sind. EPA und DHA steigern die Intelligenz, die Aufmerksamkeit, das Gedächtnis; sie verhüten Krebs, Autoimmunerkrankungen, Insulin-Überproduktion und Entzündungen. Ideal ist eine Kombination von Moringa, Leinöl und Quark (s. Kap. 11 „Rezepte").

Fett nein danke? Diese Einstellung ist grundverkehrt

Viele Menschen gehen Fetten aus dem Wege. Das ist grundfalsch. Es geht darum, gesundheitlich wertvolle Fette von den ungesunden zu unterscheiden. Da unsere Nervenzellen, die Zellwände insgesamt und damit auch unser Gehirn zu einem Großteil aus Lipiden - also Fetten - bestehen, können wir uns vorstellen, wie lebenswichtig diese Nährstoffe sind. Fette werden für den Aufbau von Zell- und Muskelenergie, Knorpeln, Schleimhäuten, Zellmembranen, Gelenkschmiere, Hormonen, Haut, Nervenleitungen, Gefäßen und Tränenflüssigkeit benötigt. Die fettlöslichen Vitamine A, D, E, K sowie die Carotine können ohne Fett in der Nahrung nicht optimal verwertet werden. Ein Mangel an wertvollen Fetten führt auf Dauer zu Krankheiten wie Herzproblemen, Leberschäden, Nierenbeschwerden, zu Störungen des Hormonhaushalts und zur Schwächung des Immunsystems. Heute leiden besonders junge Mädchen in ihrem Diätwahn unter einem Mangel an für den Körper wichtigen Fetten, und das hat gravierende gesundheitliche Folgen wie Konzentrationsschwäche und Hormon- und Stimmungsschwankungen.

Gesättigte und ungesättigte Fettsäuren: Dazwischen liegen Welten

Fett ist allerdings nicht gleich Fett. Vielleicht steht bei Dir ein „Ölwechsel" an? Fette tierischen Ursprungs enthalten hauptsächlich gesättigte Fettsäuren. Diese gelten als „schlechte Fette", die den Cholesterinspiegel erhöhen und auf Dauer zu Arterienverkalkung oder Arteriosklerose führen. Arteriosklerose ist die Hauptursache für Schlaganfall und Herzinfarkt. Gesättigte Fette erhöhen auch das Risiko für Entzündungen. Je ungesättigter ein Fett ist, desto flüssiger und desto gesünder ist es. Ungesättigte Fettsäuren schützen vor vielen Krankheiten, auch vor Krebs. Sie bekämpfen Entzündungen, schützen vor Depressionen und Infektionen. Die Bewohner Kretas konsumieren eine Menge Olivenöl, aber nur wenige Fette tierischen Ursprungs. Olivenöl enthält zu einem hohen Prozentsatz ungesättigte und mehrfach ungesättigte Fettsäuren. Die Kreter mit ihrer Mittelmeerdiät haben weltweit die besten Blutfettwerte und das geringste Risiko für Herz-Kreislauf-Erkrankungen.

Mittelkettige ungesättigte Fettsäuren in Behen-Öl: ein dickes Plus für unsere Gesundheit

Allerdings haben mittelkettige Fettsäuren aus Pflanzen, auch wenn sie gesättigt sind, eine ganz andere Wirkung als die gesättigten Fette tierischen Ursprungs. Wir brauchen mehr gesättigte als ungesättigte Fettsäuren, allerdings aus der richtigen pflanzlichen Quelle. Behen-Säure gehört zu den gesättigten Fettsäuren wie auch die in Moringa vorhandenen Öl-, Stearin- und Palmitinsäuren. Mehr als die Hälfte der Phospholipide in der Zellmembran besteht aus gesättigten Fettsäuren, und gesättigte Fettsäuren sind das wichtigste Fett der Myelinscheide in den Nervenzellen. Da die gesättigten mittelkettigen Fettsäuren in Moringa im Gehirn oxidativen Prozessen entgegenwirken, verbessern sich Konzentration, Erinnerungsvermögen und Stimmung. Mittelkettige Fettsäuren werden seit einiger Zeit verstärkt in der Sportlernahrung eingesetzt, weil sie Erschöpfung bekämpfen und Ausdauer und Leistungsfähigkeit steigern. Diese Fettsäuren reparieren auch die Schleimhautschicht im Darm.

Im Gegensatz zu anderen Fetten machen mittelkettige Fettsäuren schlank und schenken uns Energie, weil sie in der Leber direkt in Energie und nicht in Fett umgewandelt werden. Außerdem regen sie die Schilddrüsenfunktion an und aktivieren damit den Stoffwechsel. Daher ist Behen-Öl ein Schlankmacher. MCFs (engl. „middle chain fatty acids“) brauchen kein Insulin, um in die Zellen zu gelangen, und sind daher auch ein Segen für Diabetiker. Nicht raffiniertes, natives, das heißt, nicht erhitztes Moringa-Öl enthält kraftvolle Antioxidantien zur Stärkung des Immunsystems. MCFs wirken als natürliche Antibiotika. Sie leiten Schwermetalle aus und neutralisieren andere Umwelttoxine. Damit verzögern sie Alterungsprozesse und beugen Verhaltensstörungen wie Hyperaktivität und ADHS (Aufmerksamkeitsdefizitsyndrom) oder Lethargie vor.

Moringa-Öl ist herzgesund und beugt Herzinfarkt und Schlaganfall vor. Seine mittelkettigen Fettsäuren erhöhen den Anteil an gutem HDL-Cholesterin und beugen Arteriosklerose, der Verkalkung der Arterieninnenwände, vor. MCFs zerstören sogar gefährliche Cytomegaloviren und Heliobacter-pylori-Bakterien sowie Chlamydien, die Lungenentzündung verursachen können. Diese Viren und Bakterien besiedeln und schädigen auch Arterienwände. MCFs zerstören den Lipidmantel, mit denen sich Viren und Bakterien umgeben. Auch gegen Hefe- und andere Pilze wie Schimmelpilze sind MCFs wirksam. Moringa-Öl kann hohen Blutdruck senken und Herz-Rhythmusstörungen beheben.

Transfettsäuren, die große Gefahr im Junkfood

Besonders negativ auf den Organismus wirken so genannte Transfettsäuren. Diese stark raffinierten Fette kann man überall finden, in Keksen, Süßigkeiten, Margarine, Fastfood und in den meisten industriell hergestellten Backwaren. Dies sind die gesundheitlich bedenklichsten Fette, weil sie am meisten zur Arterienverkalkung beitragen. Wenn Du auf einer Packung „gesättigte Fette“ oder auch „gehärtete Pflanzenfette“ liest, entscheide Dich lieber für ein anderes Produkt, wenn Du Deine Gesundheit und die Deiner Familie nicht gefährden willst.

Zum Braten und Backen nur Kokos- und Palmöl

Eine Ausnahme bei diesem „Schwarz-Weiß-Bild“ machen die mittelkettigen Fettsäuren in Palmöl und Kokosfett. Obwohl sie gesättigt sind, wirken sie im Körper positiv und schützen uns sogar vor Herz-Kreislauf-Erkrankungen. Das habe ich ausführlich in meinem Buch „Heilkraft aus den Tropen“ erläutert. Wegen der chemischen Stabilität der Öle in Palmfrucht und Kokosnuss empfehle ich, zum Backen, Braten und Kochen ausschließlich Palm- und Kokosöl zu verwenden. In Salaten sind ungesättigte Fettsäuren gesund, erhitzt werden sie ranzig und damit toxisch.

Ölsäure: Gesundheit pur

Eine der besten Fettarten ist Ölsäure, eine einfach ungesättigte Fettsäure, die in Moringa hoch konzentriert zu finden ist. Etwa 73% des Öls in Moringa besteht aus Ölsäure. In den meisten anderen Ölen pflanzlichen Ursprungs ist nur bis zu 40% Ölsäure enthalten. Olivenöl enthält etwa 75% Ölsäure, während Sonnenblumenöl nur etwa 20% und Maiskeimöl etwa 55% enthält. Ähnlich wie Olivenöl enthält Moringa etwa 20% gesättigte Fette. Ölsäure macht die Mittelmeer- und Kreter-Diät so gesund. Diese Fettsäure senkt den Cholesterinspiegel und löst mit der Zeit Ablagerungen an den Arterieninnenwänden auf. Außerdem reduziert Ölsäure das Risiko, an Brustkrebs zu erkranken.

Aber Ölsäure kann sogar den Blutzuckerspiegel regulieren! Besonders für Diabetiker ist es wichtig zu wissen, dass Ölsäure zum Beispiel in Olivenöl oder Moringa-Öl die Blutzuckerwerte senken kann. Das Ergebnis: Es wird weniger Insulin benötigt. Alle Menschen, die einen erhöhten Blutzuckerspiegel aufweisen, sollten von gesättigten Fettsäuren tierischen Ursprungs umschwenken zu Pflanzenölen, die reich an Ölsäure sind. Dabei ist die Art des Fettes wichtiger als die Menge. Jeder kann von einem solchen „Ölwechsel" gesundheitlich profitieren.

Moringa-Öl enthält etwa 3,5% ungesättigte Fettsäuren. Diese bekämpfen Arteriosklerose, Herzkrankheiten, Entzündungen, Depressionen und Verhaltensstörungen wie Hyperaktivität, mangelnde Impulskontrolle und Aufmerksamkeitsdefizit. Bei vielen Kindern mit Aufmerksamkeitsdefizitsyndrom oder -störung (ADS) wurde ein Mangel an essenziellen Fettsäuren im Blut festgestellt. Wenn sie Nüsse, kaltgepresstes Olivenöl aus Erstpressung, Leinöl und Moringa-Öl bekommen, bessert sich ihr Verhalten; sie können sich besser konzentrieren und besser lernen, ohne problematische Psychopharmaka wie Ritalin nehmen zu müssen. Eine Unterversorgung an essenziellen Fettsäuren ist eine typische Mangelerscheinung in Industrieländern, in denen raffinierte Fette in vielen Nahrungsmitteln zu finden sind. Besonders Ungeborene, Babys und Kinder brauchen (mehrfach) ungesättigte Fettsäuren, während ihr Gehirn im Wachstum begriffen ist.

Behen-Öl: Anti-Aging für die Haut

Im Abschnitt über Zeatin werde ich auf die hautverjüngende Wirkung von Behen-Öl eingehen. Dieses Pflanzen-Hormon bremst Alterungsprozesse und lässt sogar Altersflecken und Falten verschwinden. Weil Moringa-Öl Duftstoffe fixiert und dank seines Anteils an ungesättigten Fettsäuren eine hohe chemische Stabilität aufweist, eignet es sich hervorragend für Körperöle, Cremes, Lotionen und Pflegemittel fürs Gesicht. Um Produkte auf Paraffinbasis wie Vaseline und um Erdölderivate sollte man einen Bogen machen. Ungesättigte Fettsäuren haben ebenfalls auf der Haut nichts zu suchen, weil sie reaktionsfreudig sind und in Kontakt mit Sauerstoff schnell oxidieren, das heißt, ranzig und damit toxisch werden. Produkte auf der Basis von Moringa-, Palm- oder Kokosöl mit ihren stabilen und gesunden mittelkettigen Fettsäuren sind daher zur Hautpflege sehr zu empfehlen.

Chlorophyll, das Blut der Pflanzen und das Wunder der Photosynthese

„Es wird mit Gewalt grün, und des armen Menschen Freude, wenn wieder einmal etwas jung wird, ist gar groß, weil er doch selber immer altert.“

- Johann Wolfgang von Goethe

Nobelpreis für die Entdeckung der Photosynthese

Was macht Pflanzen grün? Es sind das blaugrüne Chlorophyll vom Typ A und das gelbgrüne Chlorophyll vom Typ B. Auffällig ist die chemische Ähnlichkeit zwischen dem roten Blutfarbstoff Hämoglobin und Chlorophyll. Für diese Entdeckung erhielt Richard Willstätter 1935 den Nobelpreis für Chemie. Der einzige Unterschied besteht darin, dass das zentrale Element bei Chlorophyll Magnesium und beim Häminmolekül Eisen ist. Chlorophyll und Blut sind in ihrer chemischen Struktur Zwillinge. Hämin verbindet sich mit Globin, einem Protein, und bindet so das Hämoglobin, das in den roten Blutkörperchen vorkommt.

Chlorophyll wird als blutbildendes Element der Natur für alle Pflanzenfresser und uns Menschen betrachtet. In der Pflanze und auch in uns wird die in Chlorophyll gespeicherte Sonnenenergie den Zellen zur Verfügung gestellt. Kein Wunder, dass Chlorophyll bei Tieren und Menschen mit Blutarmut genauso schnell wirkt wie Eisen. Verabreicht man Chlorophyll und Eisen gleichzeitig, so steigt die Anzahl roter Blutkörperchen und das Niveau von Hämoglobin schneller an, als bei der alleinigen Gabe von Eisen. Eisenpräparate werden oft schlecht verstoffwechselt oder führen zu Verstopfung.

Untersuchungen haben gezeigt, dass Chlorophyll einen positiven Effekt auf die Bildung von roten Blutkörperchen hat. Grünes Gemüse und Grünsäfte sind daher eine hervorragende Möglichkeit zur Prophylaxe und Heilung von Anämie oder Blutarmut, worunter rund 60% der Frauen in Industrieländern leiden.

Chlorophyll, der Tausendsassa

Magnesium stärkt Muskeln und Nerven und ist wichtig für ein gesundes Herz und funktionstüchtige Lungen. Chlorophyll reichert das Blut mit Sauerstoff an, was die Zellteilung beschleunigt, Stoffwechselprozesse optimiert und die Gehirnleistung verbessert. Hademar Bankhofer schreibt in seinem Buch „Ihre Gesundheit liegt mir am Herzen" in dem Kapitel „Salat vertreibt Müdigkeit", dass die geistige Fitness durch Chlorophyll gefördert wird, da der grüne Farbstoff dafür sorgt, dass der eingeatmete Sauerstoff länger in den Gehirnzellen verbleibt und besser verwertet wird. Für die Erhaltung eines gesunden Blutes sind auch die Vitamine C, B12, K, A, Folsäure und Pyridoxin wichtig, die alle in der Moringa-Pflanze enthalten sind.

Chlorophyll spielt eine Schlüsselrolle in dem Wunder der Photosynthese, das die Entstehung des Lebens auf dem Planeten erst ermöglicht hat. In den Chloroplasten sorgt das Chlorophyll dafür, dass im Blatt aus Sauerstoff, Wasserstoff und Kohlenstoff (in Form von Kohlensäure aus der Luft) mit Hilfe des Sonnenlichtes zuerst Traubenzucker und dann Stärke synthetisiert werden kann. Dabei wird aus Sonnenenergie Lebensenergie für Pflanze, Tier und Mensch. In der Photosynthese der Pflanze wird aus Kohlendioxid wieder Sauerstoff und Kohlenstoff.

Chlorophyll stärkt unser Immunsystem und unsere Selbstheilungskräfte. Der grüne Pflanzenfarbstoff hat eine antibakterielle Wirkung. Deswegen schenken Chlorophylltabletten auch einen reinen Atem. Die Kosmetik nutzt den grünen Pflanzenfarbstoff wegen seiner desodorierenden und geruchsneutralisierenden Eigenschaften gegen Mund- und Körpergeruch. Chlorophyll sorgt für eine gesunde Lymphe. Außerdem ist dieser Stoff ein Lichtsammler und eine gute Quelle für Biophotonen, die auf Zellebene ordnende Impulse abgeben. Chlorophyll unterdrückt anaerobe Bakterien, die bei einer Fehlbesiedelung von Darm oder Magen auf Kosten der aeroben Bakterien überproportional zunehmen. Außerdem werden die Gehirnfunktionen verbessert und der Cholesterinspiegel gesenkt.

Chlorophyll hemmt Tumore

Chlorophyll ist an vielen Enzymen beteiligt, die entzündungshemmend und heilend wirken. Im Krebsgeschehen wirkt es tumorhemmend. Überhaupt kann man sagen, dass Chlorophyll dem Körper hilft, sich selbst zu heilen. Die Enzyme in der grünen Pflanze verhüten Zelldegeneration und -alterung und das Entstehen chronischer Krankheiten. Chlorophyll kann akute Infektionen heilen, es beschleunigt die Wundheilung und neutralisiert die kanzerogene Wirkung von Umweltgiften. Außerdem fördert es die Entgiftung des Organismus. Chlorophyll ist grüne Medizin!

Ann Wigmore, die Weizengrassaft-Pionierin, schreibt zu Chlorophyll: *„Chlorophyll wird im kommenden erleuchteten Zeitalter das Hauptprotein sein. Im frisch zubereiteten Getränk enthält es kondensierten Sonnenschein und den für die Wiederbelebung des Körpers erforderlichen elektrischen Strom, und es wird Teile des Gehirns erschließen, von denen der Mensch heute noch nichts weiß."* Der Zauberstab des Chlorophylls lässt Sonnenenergie zu Lebensenergie werden. Baldur Springmann, ein bekannter Biobauer, schreibt: *„In den Chloroplasten findet ständig eine Hochzeit von Himmel und Erde statt."* Der Chlorophyll-Gehalt in Moringa-Blattpulver ist mit 689mg pro 100g im Blatt und 27,1mg pro 100g im Stamm sensationell hoch (laut Studie von Foidl, Makkar und Becker).

Moringa enthält neben Chlorophyll auch noch weitere besondere Pflanzenfarbstoffe mit starker antioxidativer Wirkung wie Carotinoide (z.B. Lutein, Alpha-Karotin, Beta-Karotin) und Xanthin sowie einige andere. Die „grüne Revolution", das heißt die Aufnahme von genügend grünen Lebensmitteln, hat auf unseren Tellern noch nicht stattgefunden. Grün ist die Farbe des Lebens.

Polyphenole, die Alleskönner

„Polyphenole stellen aufgrund ihres breiten Wirkungsspektrums ein echtes Highlight der sekundären Pflanzenstoffe dar."

- Olaf Adam in „Leitfaden der Ernährungsmedizin

Polyphenole sind in aller Munde, weil diese bioaktiven Substanzen die Gefäße und das Immunsystem stärken und so vor Entzündungen und Krebs schützen. Vor allem rote Weintrauben und Granatäpfel sind reich an Polyphenolen. Als Farbstoffe, Gerbsäuren und Geschmacksstoffe dienen Polyphenole, Bioflavonoide oder Pflanzenbegleitstoffe dazu, sich Fressfeinde vom Leibe zu halten und Insekten zur Bestäubung anzulocken. Polyphenole gehören zu den Phytaminen; das sind Pflanzenstoffe, die für unsere Gesundheit ähnlich wichtig sind wie Vitamine. Viele Polyphenole haben für Menschen eine gesundheitsfördernde Wirkung. Moringa ist eine besonders gute Quelle von Polyphenolen.

Schokolade und Tee als Polyphenol-Quellen

Bekannt sind die Polyphenole im Kakao. Sie wirken entzündungshemmend und krebsvorbeugend, so dass es sogar schon Spezialschokolade mit hohem Polyphenolgehalt zu kaufen gibt. Sie basiert auf einem Herstellungsverfahren, das die Flavonole in der Kakaobohne schont.

Weitere Wirkungen von Polyphenolen sind der Schutz der Körperzellen vor freien Radikalen, die Verlangsamung der Zelloxidation und die Verminderung von Fettablagerungen in den Blutgefäßen. Auch in schwarzem und besonders in grünem Tee finden sich Polyphenole. Allerdings muss man Tee mindestens fünf Minuten (noch besser zehn Minuten) ziehen lassen, denn dann erst gehen etwa 84% der Polyphenole in die Tasse über. Kurze Aufgusszeiten von zwei bis drei Minuten sind daher bestenfalls etwas für Genießer. Nachteilig beim langen Ziehenlassen ist allerdings, dass Tee müde statt wach macht.

Moringa enthält fünfmal so viele Polyphenole wie Soja

Flavonole gehören zu den Polyphenolen. Besonders konzentriert kommen sie mit 200mg pro 100g in Soja vor. Moringa-Blattextrakt erreicht sogar sensationelle 995mg pro 100 g!

Wie in einer Dreimonatsstudie mit Frauen nachgewiesen wurde, verbessern die Flavonole Epicatechin und Catechin die Hautstruktur und die Hautfunktion. Die Probandinnen bekamen täglich flavanolhaltigen Kakao zu trinken. Das Ergebnis war eine verbesserte Hautfeuchtigkeit und weniger raue und schuppige Haut. Auch der Schutz vor Strahlung war verbessert. Flavonole wie Catechin wirken antikanzerogen und kardioprotektiv (herzschützend). Untersuchungen zeigen, dass die Kombination von Catechinen in Pflanzen ein größeres synergistisches Wirkspektrum besitzt als Einzelsubstanzen aus der Apotheke. Ärzte wie Professor Dr. Walter Veith empfehlen Phytoöstrogene oder Flavonole nicht nur Frauen, sondern auch Männern. (Link zu einem Vortrag von Dr. Veith: (http://www.videogold.de/Vortrag-von-prof-dr-walter-veith-heilung-durch-pflanzen/)

Catechine gegen Krebs

Catechine erhöhen die antioxidative Kapazität des Blutplasmas. Catechine, die auch in Moringa vorkommen, sind zehnmal länger beständig als Vitamin C oder Beta-Karotin und verlängern die Einsatzbereitschaft von Vitamin E und Beta-Karotin beträchtlich. Im Labor konnte in einer Kultur von menschlichen Lungenkarzinomzellen unter alleiniger Verwendung des Catechins EGCG (Epigallocatechingallat) die Apoptose, der Zelltod der Krebszellen, herbeigeführt werden. Catechine schützen auch vor einer durch Strahlen induzierten Schädigung der DNA. Eine Kombination von Curcumin mit EGCG hemmt das Wachstum von Tumorzellen und die Metastasierung.

Eine Anfang 2006 veröffentlichte Studie zeigte, dass vor allem Epicatechin einen positiven Einfluss auf das Herz-Kreislauf-System hat. Epicatechin gehört zur Gruppe der Flavonoide. Es trägt dazu bei, die Funktion des Endothels, der Zellen der innersten Wandschicht von Lymph- und Blutgefäßen, zu stärken. Dadurch wird Bluthochdruck gesenkt und Gefäßerkrankungen werden gebessert.

Polyphenole stärken das Herz

Polyphenole sind stärkere Radikalfänger als die dafür bekannten Vitamine C, E und Beta-Karotin. Polyphenole im Rotwein haben einen um 40% höheren antioxidativen Effekt als der einer entsprechenden Menge Vitamin E und beugen Herzinfarkt vor. Sie verringern die Zusammenballung von Blutplättchen und verhindern die Oxidation von Fetten. Dies erklärt auch die Herzgesundheit der Franzosen trotz mangelnder Bewegung und des Verzehrs von fettreicher Nahrung. Polyphenole sind hitzestabil. Einige, wie zum Beispiel Lycopin in Tomaten, entfalten ihre volle Wirkung sogar erst durch Erhitzen.

Im Rahmen von Studien mit Granatapfel-Polyphenolen wurde eine Hemmung des Krebswachstums in Brust, Lunge, Haut, Darm und Prostata beobachtet. Flavonoide und Anthocyane, die blauen Farbstoffe in Früchten, vermindern Fettablagerungen in den Blutgefäßen und beugen damit Arteriosklerose vor. Polyphenole hemmen Karies und verringern die Gefahr an Alzheimer zu erkranken. Das Risiko konnte um bis zu 76% gesenkt werden, wie eine Studie des Vanderbilt University Medical Center nachwies. Olaf Adam fasst die Vorzüge von Polyphenolen folgendermaßen zusammen: *„Polyphenole sind ubiquitär, ihr Wirkungsspektrum ist besonders groß. Sie wirken antikanzerogen, stark antioxidativ, antimikrobiell und antiviral, immunmodulatorisch, entzündungshemmend und vorbeugend gegen Herzinfarkt."* Damit sind diese sekundären Pflanzenstoffe, was ihre gesundheitlichen Vorzüge betrifft, Tausendsassas. Moringa selbst gleicht einem gut gefüllten Werkzeugkoffer - extrem kompakt und praktisch, gerüstet für alle Herausforderungen des Lebens.

Zeatin, das Jungbrunnenhormon

„Moringa oleifera ist momentan die einzige bekannte Pflanze, die in ausreichendem Maße regenerativ diesen für deinen Körper ungemein wichtigen natürlichen Botenstoff Zeatin produziert, der wiederum erst die für uns lebenswichtigen Aminosäuren, Vitamine, Öle, Antioxidantien und Mineralien da einsetzt, wo wir sie wirklich benötigen und wo sie tatsächlich zu unserer bleibenden Gesundheit beitragen, beziehungsweise bei der Linderung eines Gesundheitsproblems helfen."

- Erwin Bruhns und Hans-Peter Zgraggen in „Der Wunderbaum Moringa"

Moringa, ein Wunder an Vitalität

Warum wächst der Moringa-Baum vier bis acht Meter im Jahr? Warum treibt der Baum wieder aus, selbst wenn er bis auf die Wurzel zurückgeschnitten wurde? Und warum entwickelt er dabei eine solche Fülle von Zweigen, Blättern, Blüten und Schoten? Manche Moringas kann man mehrmals monatlich beschneiden; der Baum bringt mehr als zwanzig Jahre Erträge von etwa drei kg Blattpulver pro Jahr. Moringa ist damit wahrscheinlich der wachstumsfreudigste und vitalste Baum der Welt.

Für diese beeindruckende Vitalität sind Wachstumshormone bzw. Pflanzenhormone wie Zytokin verantwortlich. Ganz bespoders hervorstehechend ist darunter Zeatin. Es beeinflusst das Überleben von Zellen, ihre Nährstoff- und Sauerstoffversorgung, ihr Wachstum und ihre Differenzierung. Zeatin verbessert die Verwertung und die Umsetzung von Vitalstoffen und den Energietransport durch die Kapillaren von Pflanzen. Zytokine sorgen in der Pflanze für Wachstum, Wundheilung, den Aufbau von Proteinen; sie stimulieren die Herstellung von Nucleinsäuren, welche die genetischen Informationen enthalten, und verzögern als natürliche „Jungbrunnenhormone" die Alterungsprozesse.

Genau diese Eigenschaften entwickeln sie auch bei Mensch und Tier , denn sie entfalten im tierischen und menschlichen Organismus entsprechende Wirkungen. Zytokine werden zur Ertragssteigerung in der Landwirtschaft und im Gartenbau eingesetzt und ebenso zur Verlangsamung von Alterungsprozessen bei Grünpflanzen.

Moringa, die beste Quelle von Zeatin

Zeatin findet sich auch in vielen anderen Pflanzen, aber unter allen bisher untersuchten Pflanzen weist das Moringa-Blatt mit bis zu 0,2mg Mikrogramm pro g die 1.000-fache Konzentration gegenüber anderen Pflanzen auf, wie die Zeatin-Analysen Lowell J. Fuglie beweisen.

Auch hierin ist Moringa als vitalstoffreichste Pflanze der Welt mit mehr als neunzig gesundheitlich wertvollen Inhaltsstoffen so einzigartig. Professor Thomas Roitsch vom Biozentrum der Universität Würzburg (Veröffentlichung Nr. 056/2004), bezeichnet Zytokine als „Jungbrunnen-Hormone in der Natur". Er konnte damit das Vergilben von Blättern stoppen: Dieses Pflanzenhormon verlängert die Lebensdauer der Blätter und stellt damit ein spektakuläres Anti-Aging-Mittel dar. Es heilt Wunden und verbessert die Versorgung mit Nährstoffen wie Proteinen und Mineralien, nicht nur für die Pflanzen, sondern auch für den Menschen.

In den 1930er Jahren hat man entdeckt, dass Tomatenwurzeln in einer künstlichen Nährlösung unbegrenzt am Leben erhalten werden konnten, und immer weiter wuchsen, wenn sie mit einem natürlichen Pflanzenextrakt versorgt wurden, der bestimmte Pflanzenhormone, die Zytokinine, enthielt. Bis heute wurden etwa zweihundert Zytokinine entdeckt. Man kann sich Zytokinine als Dirigenten eines riesigen Orchesters vorstellen, der jedem Zelltyp das Zeichen für seinen Einsatz zu Teilung und Wachstum gibt. Alles muss in Harmonie „erklingen", so wie man auch die Nährstoffe in Moringa als synergistisch zusammenwirkende „Symphonie der Nährstoffe" betrachten kann.

Hautalterung mit Zeatin stoppen

Die Firma Senetec PLC (http://www.senetekplc.com/) ist bei der Entwicklung von Anti-Aging-Produkten führend. Zeatin erwies sich in Studien der Universität Aarhus in Dänemark als äußerst wirksam zur Behandlung von Hautschädigungen durch Sonnenlicht und allgemeine Alterungserscheinungen wie Falten und Altersflecken. Zeatin fördert den Erhalt kleiner Zellgrößen, ein entscheidender Faktor für jugendliche Haut, und verhindert makromolekulare Schäden in der Zelle. Außerdem verbessert es die Stress-toleranz der behandelten Zellen.

Die Aktivität der antioxidativen Enzyme Katalase und Glutathion-Peroxidase wird erhöht, wodurch oxidative Schäden während des Zellalterungsprozesses bekämpft werden. Die Eigenproduktion von Kollagen wird aktiviert und die Haut wesentlich elastischer und fester. Falten und Pigmentflecke verschwinden. Zeatin hat sich als äußerst wirksam erwiesen, ohne die Nebenwirkungen von auf Säuren basierenden Wirkstoffen, wie Hauttrockenheit, Schälen und Dünnerwerden der Haut, auszulösen.

Aufgrund dieser überzeugenden und atemberaubenden Forschungsergebnisse kann man in den USA Haut- und Haarpflegeprodukte auf Zeatin-Basis kaufen. Allerdings sind solche Hautcremes teuer: 80g kosten etwa 100 Dollar. Der Kosmetikindustrie ist es bisher nicht gelungen, Zeatin synthetisch herzustellen. Wie man Haut- und Haarpflegeprodukte selbst herstellen kann, wird im Rezeptteil dieses Buches beschrieben (s. Kap. 12).

Zeatin zur Alzheimerprophylaxe und -therapie?

Alzheimer und Demenzerkrankungen sind schon jetzt in Deutschland ein großes Problem, das noch größer werden dürfte, wenn die Babyboomer-Generation in das entsprechende Alter kommt. Doppelt so viele Frauen wie Männer sind betroffen. An Alzheimer erkrankte Personen erkennen in einem bestimmten Krankheitsstadium nicht einmal ihre engsten Angehörigen wieder. Betroffene Familien, Altersheime, Krankenhäuser und Pflegekassen sind angesichts der wachsenden Zahl der Demenz- und Alzheimerkranken zunehmend überfordert.

Zeatin schützt das Gehirn vor Proteinablagerungen, den so genannten Amyloid-Plaques. Diese Proteine reichern sich an den Nervenzellen des Gehirns an, was diese mit der Zeit zum Absterben bringt und in der Folge zu Alzheimer führt, einer Erkrankung, bei der das Gehirn löchrig wie ein Schweizer Käse wird. Alzheimer geht mit einem Verlust des Neurotransmitters Acetylcholin einher, der Botschaften zwischen den Gehirnzellen überträgt. Das Enzym Acetylcholinesterase fördert den Abbau dieses Neurotransmitters. Da ein Zeatin-Extrakt die Aktivität dieses Enzyms um fünfzig Prozent drosselt, verbessert sich die geistige Leistungsfähigkeit der Patienten deutlich, wie die Untersuchung von koreanischen Forschern in Seoul zeigte. Indem Zeatin als Antioxidans die Nervenzellen im Gehirn vor Oxidation schützt, verzögert es die Alterung des Gehirns und schenkt eine gute Konzentrations- und Gedächtnisleistung bis ins hohe Alter.

Zeatin, ein kraftvolles Antioxidans

Wenn Zeatin bei der Behandlung von sichtbaren Alterungserscheinungen, Falten und Altersflecken so wirksam ist, können wir uns vorstellen, dass dieses Jungbrunnenhormon die Zellalterung generell verlangsamt, denn es steigert die Aktivität der Radikalfänger und Enzyme Peroxidase, Katalase und Gluthion. Indem Zeatin in den Nukleinstoffwechsel eingreift, beschleunigt es die Proteinsynthese und verlangsamt dadurch die Alterungsprozesse. Wenn man bedenkt, dass Moringa über weitere 45 Antioxidantien verfügt, wird klar, warum diese Pflanze Alterungsprozesse verlangsamt und den Organismus gesund erhält.

Zeatin hilft auch, Krebserkrankungen zu verhindern, indem es den Aufbau unterschiedlicher Zellen fördert (Differenzierung) und sie veranlasst, ihre Wachstumsrate zu normalisieren. Hinter der Entstehung von Krebszellen stehen Oxidationsprozesse in Zellen. Wenn sich Fehler ins genetische Material einschleichen, verliert die Zelle die Kontrolle über angemessenes Wachstum und ihre eigentlichen Funktionen. Dann entsteht eine Krebszelle, die sich zu schnell vermehrt und dysfunktional wird. Viele Tumorzellen sind nicht differenziert. Zeatin kann unkontrollierte Zellvermehrung stoppen, indem es die Zellen wieder „auf den rechten Pfad führt" und die Differenzierung zu normalen, gesunden Zellen anregt.

Zeatin schleust mehr Nährstoffe in die Zelle

Zeatin optimiert das Zellwachstum und die Zellteilung, die Nährstoffumwandlung und den Energietransport. Dieses Pflanzenhormon ist in der Lage, das Tempo der DNS-Replikation sowie die RNS-Rate zu erhöhen und die Proteinsynthese zu fördern. Zeatin spielt eine Schlüsselrolle bei der Verwertung und der Aufnahme von Vitalstoffen wie Vitaminen, Mineralien und Aminosäuren. Dieses Pflanzenhormon erhöht die Bioverfügbarkeit der Inhaltsstoffe von Lebensmitteln etwa um das Sechsfache. Zeatin bringt die Vitalstoffe für Gesundheitsprophylaxe und Heilung genau dorthin, wo sie gebraucht werden, und schleust sie in die Körperzelle ein. Dazu gehören auch Inhaltsstoffe, die Entzündungen hemmen. Man kann sich vorstellen, dass dieser Botenstoff wie ein Lastenaufzug Nährstoffe zu den Zellen bringt und dort einschleust, und zwar genau an die Stellen, wo sie benötigt werden. Zeatin ist wie ein reichhaltiges Brunchbuffet, das auf Rollen zu jeder Zelle gefahren wird, damit diese sich die Vitalstoffe für optimales Funktionieren und Entschlacken heraussuchen kann. Kein anderes Präparat, auch wenn es natürlichen Ursprungs ist, kann das leisten. Wo übliche Nahrungsergänzungen in ihrer Wirkung verpuffen wie zum Beispiel Monopräparate aus dem Chemielabor, die den Körper obendrein noch mit Toxinen belasten, wirkt Moringa als Allheilmittel. Er sorgt für gesundes Zellwachstum und fördert die Bildung des „menschlichen Wachstumsfaktors" und gesunde Zellbildung.

So ist Moringa nicht nur eine Vitalstoffbombe mit beispielloser Vitalstoffdichte, sondern potenziert auch die Wirkung dieser Stoffe. Dies schafft kein anderes Lebensmittel! Moringa wirkt gleichermaßen entgiftend und reinigend wie AFA- und Chlorella-Algen und gleichzeitig aufbauend wie die Spirulina-Alge; damit stellt er diese Superlebensmittel noch in den Schatten. Dass Vitalstoffdefizite und mangelhafte Entgiftung nicht nur negativ auf den Körper, sondern auf die Psyche wirken, ist bekannt. Daher ist Moringa tatsächlich ein Gesundheitselixier und Heilmittel für Körper, Seele und Geist. Moringa ist die Quelle für natürliches Zeatin, das dieser Pflanze ein einzigartiges Regenerations- und Verjüngungspotenzial verleiht. Mit Moringa fällt es dem Körper leicht, sein gesundes Gleichgewicht, die Homöostase, herzustellen und aufrechtzuerhalten.

Zeatin und Wechseljahre

Da Zeatin ein Pflanzenhormon ist und hormonähnliche Wirkungen hat, hilft es auf natürliche Weise den Hormonhaushalt von Mädchen und Frauen auszugleichen. Mädchen in der Pubertät, Frauen in der Schwangerschaft, in der Stillzeit oder in den Wechseljahren, sollten unbedingt auf Phytoöstrogene wie Zeatin zurückgreifen und können sich zusätzlich auf viele weitere gesundheitliche Vorzüge dieser Wunderpflanze freuen. Frauen in Asien, die Zeatin aus Moringa oder Phytoöstrogene aus anderen Pflanzen aufnehmen, kennen kaum Wechseljahresbeschwerden.

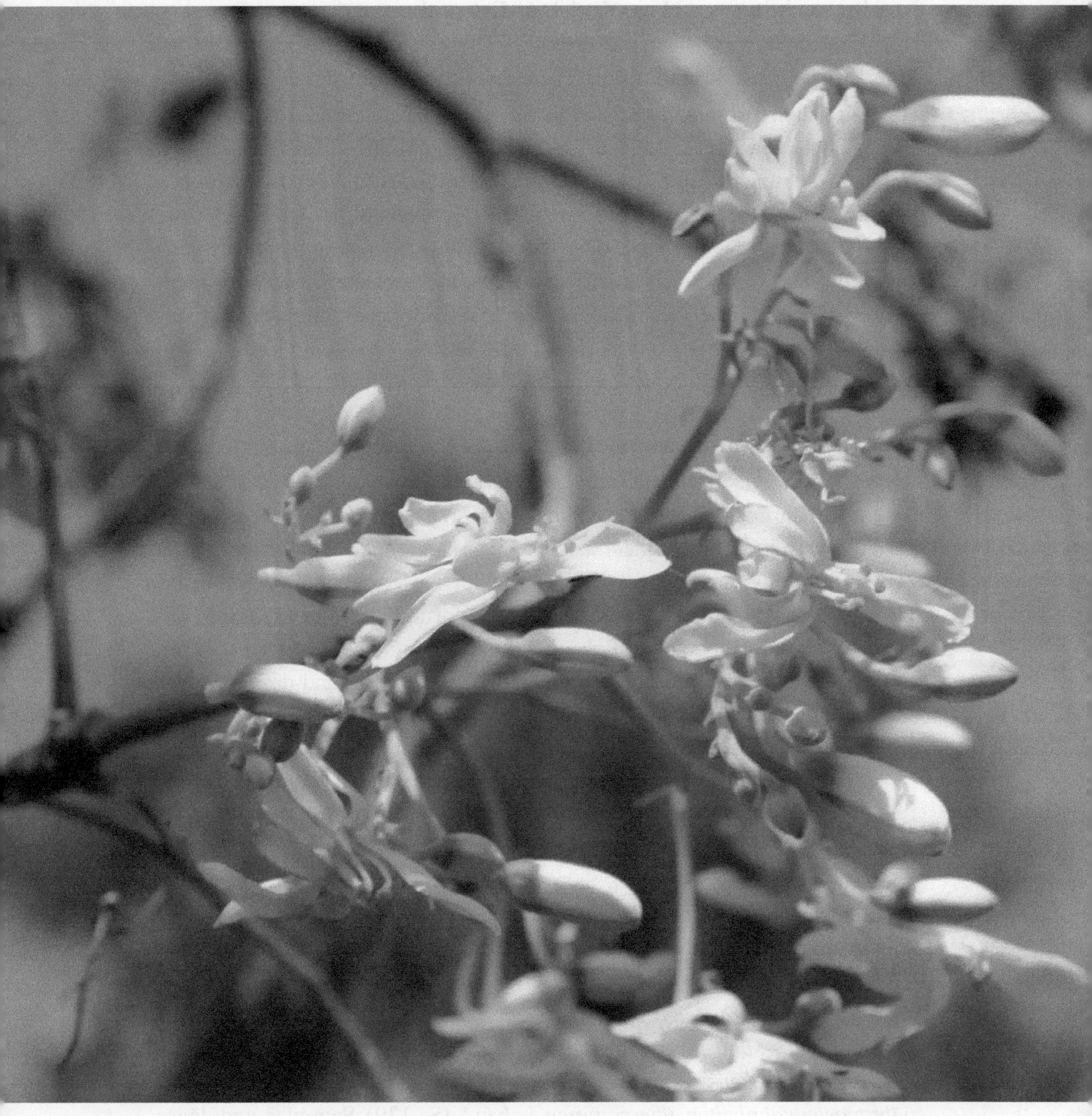

9. MORINGA, EINE HAUSAPOTHEKE FÜR KÖRPER, SEELE UND GEIST

Moringa schützt vor Herz-Kreislauf-Erkrankungen

Herzinfarkt und Schlaganfall: Todesursachen Nummer 1

Herz-Kreislauf-Erkrankungen sind in der westlichen Welt die Haupttodesursache, noch vor Krebs. In den industrialisierten Ländern sind Herz- und Gefäßerkrankungen für fast zwei Drittel aller Todesfälle bei Erwachsenen verantwortlich. Dem Krankheitsgeschehen liegt meist eine Arteriosklerose, eine Verengung der Arterien, oder Verschlackung der Arterieninnenwände zugrunde. Die Gefäße versuchen, sich selbst zu reparieren, was zu Blutgerinnseln führt. Diese Gerinnsel können die Blutversorgung des Herzens partiell unterbinden, was einen Herzinfarkt auslöst. Wenn ein Teil des Gehirns zeitweise undurchblutet bleibt, führt das zum Schlaganfall.

Die Ursachen sind hausgemacht

Als Hauptursache muss neben dem Bewegungsmangel die Veränderung unserer Ernährung seit den letzten hundert Jahren angesehen werden. Unsere Ernährungsweise ist nicht mehr artgerecht. Ernährte man Menschenaffen im Zoo auf diese Weise, würde der Zoodirektor wegen Verstoßes gegen das Tierschutzgesetz angeklagt werden. Unsere Vorfahren in der Steinzeit nahmen täglich das Doppelte an Folsäure zu sich, das Siebenfache an Vitamin C, das Vierfache an Vitamin E, das Vierfache an Zink, rund das Dreifache an Kalzium, das Vierfache an Kalium, das Fünffache an Faserstoffen, nur ein Fünftel so viel Natrium und nur halb so viel Fett wie der moderne Mensch. Genetisch leben wir aber noch in der Steinzeit!

Auf eine raffinierte, ihres Nährwertes entleerte Nahrung mit viel Zucker, toten Kalorien, tierischem Fett, Salz und jeder Menge toxischen Lebensmittelzusätzen, wie Geschmacksverstärkern, künstlichen Aromen, Farb- und Konservierungsstoffen sind wir nicht eingerichtet. Detlev Ganten und seine Koautoren schreiben in ihrem Buch „Die Steinzeit steckt uns in den Knochen“: *„Eine ganze Reihe von Krankheiten hat im letzten Jahrhundert stark zugenommen - und zwar vor allem dann, wenn Bevölkerungsgruppen eine ‚westliche Lebensweise‘ und damit gravierende Veränderungen der Ernährungsgewohnheiten übernommen haben.“* (S. 139) Sammler und Jäger waren auch im hohen Alter so gut wie frei von Symptomen der heute dominierenden Zivilisationskrankheiten.

Ganten fordert, sich auf die Lebensbedingungen unserer Vorfahren zurückzubesinnen, „wenn wir Krankheiten vorbeugen wollen ... Wir sind selbst verantwortlich, uns gesund zu erhalten."

Unterschiede Ernährung unserer Vorfahren zur heutigen Zivilisationskost

	Ernährung unserer Urahnen	Ernährung heute
Folsäure (mg/Tag)	360	170
Vitamin C (mg/Tag)	600	80
Vitamin A (µ/Tag)	17	7
Vitamin E (mg/Tag)	33	8
Zink (mg/Tag)	43	10
Kalzium (g/Tag)	2000	750
Natrium (g/Tag)	10,5	2,5
Ballaststoffe (g/Tag)	100	12
Gesamtfette (% der Zugeführten Kalorien)	21	42

Eaton et al., Eur. J. Clin. Nutr. 51 (1997) 207.

Der menschliche Organismus ist nicht darauf ausgerichtet so viele konzentrierte Kohlenhydrate in Form von Mehl und Zucker zu sich zu nehmen, wie heute üblich. Der Getreideanbau ist evolutionär betrachtet ein junges Phänomen. *„Da Menschen erst seit gut 10.000 Jahren Ackerbau betreiben"*, so der Evolutionsexperte Thilo Spahl, *„ist unser Körper schlecht an Getreide angepasst. Und an Zucker schon gar nicht."* In den Industrienationen führt die Angewohnheit, Nahrung möglichst gut auszunutzen und sofort und vollständig zu konsumieren, schnell zu Übergewicht und in der Folge zu Diabetes, Herz-Kreislauf-Erkrankungen und Gelenküberlastung. (Vgl. den n-tv-Artikel: „Die Steinzeit passte besser - Mensch lebt nicht mehr artgerecht" von Andrea Schorsch, unter: www.n-tv.de/wissen/Mensch-lebt-nicht-mehr-argerecht-article, und das o.g. Buch von Ganten, Spahl und Deichmann.)

Antibabypille, Alkohol und Rauchen sind Vitalstoffräuber, ebenso wie chronischer Stress, Umweltgifte und die meisten Medikamente. Wer auf Aspirin steht, sollte sich ernsthaft fragen: „Glaube ich wirklich, dass ich an Bluthochdruck oder Arthritis leide, weil meinem Organismus Aspirin fehlt?“ Die herkömmlichen Medikamente sind keine Heilmittel, sondern dienen der Symptombekämpfung, die keine Heilung bringt, weil sie nicht an den Ursachen ansetzt. Tierische Fette und Cholesterin erhöhen den Blutdruck, während eine Ernährung mit gesundem Pflanzenöl wie Oliven- oder Behen-Öl den Blutdruck senkt. Gesund für das Herz sind Lebensmittel mit vielen Faserstoffen und komplexen Kohlenhydraten, die neben Antioxidantien wie Magnesium, Coenzym Q10 und Omega-3-Fettsäuren alle in Moringa zu finden sind. Auch die regelmäßige Ausübung aerober Sportarten stärkt das Herz und senkt den Blutdruck.

Beta-Sitosterin, eine Wunderwaffe zum Schutz des Herzens

Sterine kommen in Pflanzen und Tieren vor und haben zahlreiche Funktionen im Organismus. Cholesterin, das man in Tieren und Menschen findet, ist wichtig für die Bildung von Hormonen, den Aufbau von Zellmembranen und die Produktion von Vitamin D. Cholesterin ist einerseits eine lebenswichtige Substanz, doch ein Zuviel ist gesundheitsgefährdend, weil es ein erhöhtes Risiko für Herz-Kreislauf-Erkrankungen und besonders Herzinfarkt und Schlaganfall bedeutet. Beta-Sitosterin ist jedoch in der Lage, erhöhte Cholesterinwerte im Blut zu senken. Als Gegenspieler zu Cholesterin verhindert Beta-Sitosterin die Aufnahme von Cholesterin aus Lebensmitteln und verbessert zudem die Blutfettwerte.

Was Beta-Sitosterin sonst noch bewirkt

Wie im Abschnitt über Fettsäuren erklärt, enthält Moringa einen weiteren Stoff, der gegen hohe Cholesterinwerte wirkt, die Ölsäure. Pflanzensterine wie Beta-Sitosterin wirken auch vorbeugend bei Prostataproblemen und Krebsarten wie Prostata- und Dickdarmkrebs. Darüber hinaus stärkt Beta-Sitosterin das Immunsystem, wirkt Entzündungen entgegen, normalisiert den Blutzuckerspiegel und stärkt die Funktion der Bauchspeicheldrüse, die Insulin und andere wichtige Verdauungsenzyme produziert. Ferner hilft Beta-Sitosterin bei Geschwüren und entspannt bei Krämpfen. Man kann also behaupten, dass Moringa eine Wunderwaffe gegen einen hohen Cholesterinspiegel und seine Risiken ist.

Weitere Vitalstoffe als Schutz vor Herz-Kreislauf-Erkrankungen

Die Aminosäure Arginin erweitert die Gefäße und senkt damit hohen Blutdruck. Die Vitamine B6, Folsäure und Vitamin B12 sind ideal zur Senkung von erhöhten Homocystein-Werten, die zu Arterienverschlackung oder Arteriosklerose führen. Flavonoide in Moringa verdünnen das Blut und verhindern damit Infarkte. Die Mineralien Kalzium, Magnesium und Kalium stärken die Herzleistung und sorgen für regelmäßigen Herzschlag. Selen senkt das Herzinfarkt- und Schlaganfallrisiko. Die mehrfach ungesättigten Fettsäuren in Moringa halten die Arterieninnenwände elastisch und senken die Konzentration des „bösen“, schlechten LDL-Cholesterins. Die Faserstoffe in Moringa binden im Darm Gallensäure, so dass sie ausgeschieden werden kann. Der Cholesterinspiegel sinkt, weil neue Gallensäure aus Cholesterin gebildet wird. Viele wissenschaftliche Studien mit Moringa-Blattextrakt bestätigen den Rückgang der Triglycerid- und Cholesterinwerte im Serum sowie die Senkung von erhöhtem Blutdruck. Moringa verhindert auch die Oxidation von Cholesterin und schützt damit die Arterien vor Ablagerungen, wie Tierversuche beweisen.

Wie Moringa bei Diabetes hilft

Diabetes, Volkskrankheit Nummer 1

Diabetes ist zu einer Volkskrankheit geworden. Die Harvard School of Public Health in Boston veröffentlichte eine Studie unter Leitung von Professor Goodarz Danael, wonach die Zahl der weltweit an Diabetes erkrankten Menschen von 1980 bis 2008 von damals 153 Millionen auf dramatische 347 Millionen stieg. In Deutschland allein leiden, laut Professor Werner A. Schwerbaum vom Deutschen Diabetes-Zentrum Düsseldorf, etwa sechs Millionen an dieser schweren Erkrankung; dazu kommt noch eine Dunkelziffer von etwa zwei Millionen. Jährlich erkranken bei uns 350.000 Menschen neu an Diabetes mellitus, mit steigender Tendenz. Sollte der jetzige Trend anhalten, werden im Jahr 2050 jeder dritte Mann und knapp vierzig Prozent der Frauen zuckerkrank sein. Zunehmend erkranken bei uns auch schon Kinder an erworbenem Diabetes Typ II, der früher Altersdiabetes hieß, weil nur ältere Personen davon betroffen waren. Die Ursachen sind Bewegungsmangel - man kann seinem Diabetes davon laufen! -, zu viel zuckerhaltige Nahrung, zu viel Fett tierischen Ursprungs und zu viele Weißmehlprodukte. Durch die Kombination von fettreicher Nahrung und Kohlenhydraten werden die Blutzuckerwerte nach oben getrieben. Kohlenhydrate stimulieren Gene, die den Ausstoß freier Radikale nach oben treiben.

Unser Stoffwechsel ist auf Bewegung angewiesen. Wenn wir unsere Muskeln nicht beanspruchen, wie es zwei Drittel der Bundesdeutschen tun, nehmen diese keinen Zucker aus dem Blut auf. Dadurch steigt der Glukosespiegel in den Gefäßen. Als Kompensation produziert die Bauchspeicheldrüse Insulin, und zwar so großzügig, dass mit der Zeit die Körperzellen gegen

Insulin resistent werden. *„Dadurch gerät der Zuckerstoffwechsel ins Wanken. Die so entstehende Krankheit heißt Diabetes und breitet sich so rasant aus, dass Fachleute von einer Epidemie sprechen“,* so im oben genannten Artikel „Die Steinzeit passte besser - Mensch lebt nicht mehr artgerecht“ und ausführlich beschrieben in dem Buch „Die Steinzeit steckt uns in den Knochen“ von Professor Ganten.

Kohlenhydrate zusammen mit fettreicher Ernährung schädigen die insulinproduzierenden Zellen der Bauchspeicheldrüse und fördern so die Entstehung von Diabetes. Fastfood und Industriekost verschlechtern mit der Zeit die Zellfunktionen. Durch Bewegung kann man überschüssige Fett- und Zuckermoleküle verbrauchen. Durch gesunde, natürliche Vitalstoffe auf Basis der ganzen Pflanze lässt sich der Stoffwechsel verbessern.

Diabetes schädigt alle Organe

Diabetes bringt große gesundheitliche Risiken mit sich und verkürzt die Lebenserwartung. Wenn ein Mann mit vierzig Jahren an Diabetes erkrankt, verringert sich seine Lebenserwartung um etwa zwölf Jahre, die einer Frau sogar um rund vierzehn Jahre. Das Leiden von Millionen verursacht auch enorme volkswirtschaftliche Kosten. Ein erhöhter Blutzuckerspiegel führt zur Entstehung von Entzündungen, Impotenz, Nierenerkrankungen, Arteriosklerose und Nervenschmerzen. Die Herzinfarktrate bei Männern vervierfacht sich, Frauen mit Diabetes sind sogar siebenmal so häufig von Herzinfarkt betroffen. In den USA ist Diabetes die dritthäufigste Todesursache nach Herz-Kreislauf-Krankheiten und Krebs. Die Sehkraft wird durch Probleme mit der Retina beeinträchtigt. Die Wundheilungskraft ist geschwächt und die Nervenübertragung zum Gehirn gestört. Jährlich muss allein in Deutschland 46.000 Diabetikern ein Fuß amputiert werden, weil dort Gewebe abgestorben ist und sich Gangrän oder Nekrose gebildet hat. Meine Großmutter war Diabetikerin und ist kurz nach der Amputation gestorben. Sogar der Intelligenzquotient bei Diabetikern ist niedriger als im Durchschnitt der Bevölkerung.

Diabetiker: Vorsicht vor Fructose und zu vielen Kohlenhydraten

Noch immer wird den Diabetikern eine Kohlenhydratzufuhr von 50% empfohlen, und sogar Zucker ist nicht völlig tabu. Sogar 10% der Kohlenhydrate dürfen nach Empfehlungen der DGE, der Deutschen Gesellschaft für Ernährung, aus Zucker bestehen - das sind mehr als zwölf Stück Würfelzucker. Welche katastrophalen gesundheitlichen Auswirkungen Zucker nicht nur auf den Blutzuckerspiegel, sondern auch auf das Immunsystem hat, habe ich in meinem Buch „Stevia - sündhaft süß und urgesund" ausführlich beschrieben. Statt Zucker sollten Diabetiker unbedingt Stevia zum Süßen nehmen, weil dieses paraguayische Süßkraut den Blutzuckerspiegel nicht beeinflusst und keine Kalorien hat. Dagegen ist Fructose von gesundheitsbewussten Menschen zu meiden. Fructose ist wesentlich billiger als Saccharose (Haushaltszucker) und wird daher immer mehr Nahrungsmitteln zugesetzt. Werden im Labor Tiere mit Diabetes für Experimente gebraucht, genügt es, gesunde Tiere zwei Wochen lang zu 50% mit Fructose zu füttern, damit sie an Typ-2-Diabetes erkranken. Zu behaupten, dass „Fructose gut für Diabetiker sei, weil es keine Glucose ist", ist kriminell. Fructose löst aktiv Diabetes aus und fördert auch die Entstehung von Bauchspeicheldrüsenkrebs.

Ferner ist es gesundheitsgefährdend, Diabetikern eine hohe Kohlenhydratzufuhr zu empfehlen. H. S. Jürgens fand 2007 heraus, dass eine Ernährung ohne Kohlenhydrate die Insulin produzierenden Zellen vor dem Absterben schützt. Daher sollten Ernährungsbewusste und Diabetiker bei ihren Lebensmitteln unbedingt auf den glykämischen Index achten, der möglichst niedrig sein sollte.

Wie Moringa vor Diabetes schützt und Diabetikern hilft

Moringa wird in der Volksmedizin Indiens als Mittel gegen Diabetes genutzt. Und auch das Universitätskrankenhaus in Dakar im Senegal befragte Patienten mit Diabetes nach der Verwendung von Heilpflanzen. Von den insgesamt 41 Pflanzen wurde Moringa mit 65,9% am häufigsten genannt. Moringa-Blätter enthalten Bestandteile, die den Blutzucker senken. So hilft Chrom in Moringa, die Wirkung von Insulin zu vervielfachen. Chrom fördert die Aufnahme von Glukose aus dem Blut in die Zellen. Ähnlich wirkt Magnesium. Ist der Magnesiumspiegel hoch, sinkt das Diabetesrisiko um ein Drittel (vgl. Professor Wolfgang Vierling, TU München, in „Ärzte-Zeitung" vom 10.6.2008).

In Studien wurde bei fast allen Diabetikern ein Zinkmangel diagnostiziert. Wenn Zink fehlt, können die Betazellen, die das Insulin in der Bauchspeicheldrüse herstellen, ihre Aufgabe nicht mehr optimal erfüllen. Zinkmangel kann eine Mitursache für die Entstehung von Diabetes sein. Zinkzufuhr hingegen kann bei bestehendem Diabetes die Insulinproduktion ankurbeln. Häufig stellt man bei Diabetikern auch einen Mangel an B-Vitaminen fest, da diese bei der Verwertung von Kohlenhydraten verbraucht werden und für die Regulation des Blutzuckerspiegels sorgen. Bei Defiziten an B-Vitaminen büßt die Bauchspeicheldrüse an Leistungskraft ein. Alle diese Substanzen finden sich in Moringa. Besonders die B-Vitamine Thiamin, Niacin, Pypridoxin, Cobalamin (B12) und Folsäure sind bei Diabetes von Bedeutung. So haben Thiamin und Niacin eine Schlüsselfunktion im Zuckerstoffwechsel. Thiamin ist Bestandteil des Glucosetoleranzfaktors GTF und kontrolliert dadurch den Blutzuckerspiegel.

Ein Vitamin E- und C-Mangel trägt ebenfalls zur Entwicklung von Diabetes bei. Vitamin C kann den Blutzuckerspiegel regulieren, kleine Blutgefäße stärken und das Herzinfarktrisiko vermindern. Vitamin E kann den Insulinbedarf reduzieren und die Verklumpung oder „Geldrollenbildung" von Blutplättchen, ein Merkmal von Diabetes, vermindern. Auch Omega-3-Fettsäuren, ebenfalls in Moringa vorhanden, schützen vor Diabetes. Wenn Kinder ausreichend Omega-3-Fettsäuren zu sich nehmen, sinkt ihr Diabetesrisiko um unglaubliche 55%. Auch die Ölsäure in Moringa schützt vor Insulinresistenz.

Wie können die zahlreichen Antioxidantien, die wir konzentriert in Moringa finden, den Blutzucker günstig beeinflussen? Oxidativer Stress führt zur Beeinträchtigung und später zum Verlust der insulinproduzierenden Zellen und beschleunigt dadurch den Verlauf der Diabetes-Erkrankung. Antioxidantien vermindern oxidative Schäden. Freie Radikale, spielen eine große Rolle bei der Entstehung von Diabetes mellitus. Einige sehen Diabetes als Synonym für oxidativen Stress. Oxidativer Stress ist sowohl Ursache als auch Folge der Erkrankung. In einer in Japan durchgeführten Studie konnte man feststellen, dass sich die Glucosetoleranz sowohl bei diabetischen als auch nichtdiabetischen Ratten signifikant verbessert, wenn sie mit Moringa gefüttert werden (vgl. „Journal Clinical Biochemical Nutrition" vom Mai 2007). Vermutlich sind Faserstoffe in den Blättern und Bioflavonoide wie Quercetin die Ursache, weil sie die Glucoseaufnahme durch die Darmschleimhaut verzögern.

Dr. Alfred Vogel hat in seinem Nachschlagewerk „Der kleine Doktor" für Diabetiker Meerrettich, Zwiebel und Kresse empfohlen, weil diese Würzkräuter heilsam auf die Bauchspeicheldrüse einwirken. Das tut auch Moringa, der „Meerrettichbaum". Zahlreiche Studien belegen die günstige Wirkung von Moringa zur Diabetesprophylaxe und -therapie. Ernährungswissenschaftler empfehlen Diabetikern, „reichlich stärkehaltige und faserstoffreiche Lebensmittel sowie Gemüse, Obst und Salat zu essen", wie Susanne Arndt in „Verborgene Heilkräfte in unserer Nahrung" schreibt. Moringa ist stärkehaltig, faserstoffreich und wohl das gesündeste Gemüse der Welt.

Salvestrole, die Antwort der Natur auf Krebs

Salvestrole, die „Retter"

Du hast noch nie von Salvestrolen gehört? Damit bist Du nicht allein. Wissenschaftler gehen allerdings davon aus, dass in zehn Jahren so gut wie jeder diesen Begriff kennen wird. Salvestrole - der Name kommt vom Lateinischen „salvare", „retten" - gehören zu den Phytoalexinen. Diese Abwehrstoffe bilden die Pflanzen gegen Schimmelpilze, Bakterien, Viren, UV-Strahlung und Insekten. Beim Menschen wirken diese Stoffe ähnlich. Sie hemmen die Bildung von Krebszellen. Tumorzellen sterben ab, während gesunde Zellen unbehelligt bleiben. Salvestrole schmecken bitter und kommen in gesundheitlich wertvollen Mengen ausschließlich in biologisch angebautem Gemüse, Gewürzkräutern und Früchten vor. Dies ist einer der Gründe, warum Menschen, die vorwiegend Lebensmittel aus Bio-Anbau verzehren, besser vor Krebs geschützt sind. Moringa ist eine ausgezeichnete Quelle von Salvestrolen. Auch die extreme Dichte von Antioxidantien - mit dem weltweit höchsten in einer Pflanze gemessenen Wert von 75.000 ORAC - schützt vor Krebs.

Harakiri der Krebszelle

Der Begriff Salvestrole wurde vom britischen Professor für klinische Chemie, Gerry Potter, für eine besondere Gruppe von pflanzlichen Nährstoffen geprägt, die mit einem Enzym namens CYP1B1 reagieren. Dieses Enzym findet sich ausschließlich in Tumorzellen, also nicht in normalen Körperzellen. Professor Dr. Dan Burke von der Universität Aberdeen fand heraus, dass gesunde Zellen das Gen für CYP1B1 enthalten, es dort aber unter normalen Umständen nicht aktiv wird. Reagiert ein Salvestrol wie das Phytoöstrogen Resveratrol mit CYP1B1, wird Piceatannol gebildet, eine Substanz, die die Krebszelle zum Absterben, zur Apoptose bringt.

Salvestrole wirken ausschließlich auf Krebszellen, nicht auf sämtliche Zellen wie Chemotherapeutika. Sie beseitigen Tumore innerhalb von 24 Stunden. Die toxischen Substanzen, die durch die Verstoffwechslung von Salvestrolen durch CYPP2B1 entstehen, befinden sich ausschließlich in den Krebszellen und werden bei der Zerstörung der Zellen verbraucht. In Labortests zeigten Salvestrole eine zerstörerische Wirkung auf 95% aller Krebszellen. Nur bei Leukämiezellen haben sie keine Wirkung, weil diese jenes Enzym nicht enthalten.

Weil immer mehr Bitterstoffe aus unseren Nahrungsmitteln herausgezüchtet wurden, wie zum Beispiel bei Salat oder Grapefruits, weisen heutzutage selbst Biogemüse und -früchte eine zu geringe Konzentration von Salvestrolen auf. Salvestrole bekämpfen nicht nur Krebs, sondern haben eine antioxidative, entzündungshemmende, antivirale, nervenschützende und entgiftende Wirkung. Obst und Gemüse im konventionellen Anbau wird oft mit schimmeltötenden Mitteln und anderen Pestiziden gespritzt. Diese Pflanzen brauchen daher keine eigenen Salvestrole mehr und sind darüber hinaus auch noch mit kanzerogenen Pflanzenschutzmitteln belastet. Daher sollte man unbedingt auf biologisch angebaute Lebensmittel zurückgreifen.

Dan Burke und Gerry Potter empfehlen eine „Rot-Grün-Ernährung“; das heißt grüne Gemüse und Kräuter als Hauptgericht und zum Nachtisch rote Früchte. Dan Burke ließ an einem willkürlichen Tag den Anteil an Salvestrolen in den Nahrungsmitteln aus einem Supermarkt messen, und man fand lediglich 10% der geschätzten erforderlichen Tagesmenge vor. Die beiden Gründer der Organisation „Nature's Defence“ arbeiten mit Bauern und Gärtnern zusammen, um Pflanzen mit einem höheren Salvestrol-Gehalt zu züchten. CYP1B1 ist ein universeller Biomarker für Krebs, durch den Krebs in Zukunft im Urin oder im Blut viel früher diagnostiziert werden kann. Die Forscher fanden heraus, dass die tägliche Nahrung in der viktorianischen Epoche von 1837 bis 1901 etwa 10 bis 12mg Salvestrole enthielt. In unserer modernen westlichen Ernährung führen wir unserem Körper durchschnittlich nur noch etwa 2mg zu. Dies liegt an einem Mangel an Salvestrolen in unseren modernen Obst- und Gemüsesorten und an den heute vorherrschenden Acker- und Gartenbautechniken. Oft werden auch Salvestrole wegen ihres bitteren und scharfen Geschmacks bei der Verarbeitung aus Obst und Gemüse bzw. Säften und Ölen entfernt.

Körperliche Bewegung ist gut, weil dadurch reichlich Sauerstoff zur Verfügung steht, der für die Produktion von CYP-Enzymen benötigt wird, wie es auch die Autoren Ganten, Spahl und Deichmann in ihrem oben genannten Buch überzeugend dokumentieren. Auch Biotin oder Vitamin H fördern die Herstellung dieser Enzyme. Vitamin C sorgt für den Schutz der Salvestrole vor vorzeitiger Oxidation und versorgt CYP1B1 mit Elektronen, die für den Stoffumsatz benötigt werden. Magnesium und Niacin stimulieren den Salvestrol-Aktivierungsmechanismus. Eisen bildet den Kern des CYP1B1-Enzyms. Nicht nur Salvestrole, sondern auch all diese weiteren Vitalstoffe finden wir reichlich in Moringa oleifera.

Heilung von Krebs dank Salvestrolen

In der Studie „Ernährung und Krebs: Salvestrol-Fallstudien" von Brian A. Schaefer wird über eine Reihe von Patienten berichtet, die unter inoperablem Krebs litten, aber dank Ernährungsumstellung auf biologisch angebautes Obst und Gemüse und Einnahme von Salvestrolen geheilt werden konnten. Die Patienten litten unter Lungenkrebs, Melanom, Prostatakrebs, Brustkrebs und Blasenkrebs. Eine Frau hatte einen golfgroßen Tumor in der Brust, eine 94-jährige Frau saß wegen eines Melanoms am Fuß im Rollstuhl, einem 69-jährigen Mann mit Lungenkrebs gab man nur noch zwischen acht und achtzehn Monaten zu leben und ein 55-jähriger Mann hatte hunderte von kleinen Tumoren in der Blase, die im Abstand von sechs Monaten abgeschabt werden sollten. Alle diese Menschen sind jetzt krebsfrei; es gab keinerlei Remissionen. Die Forscher empfehlen den Patienten dringend, die Ernährungsumstellung sowie die Nahrungsergänzung mit Salvestrolen beizubehalten, um sicher zu gehen, dass auch möglicherweise unentdeckte Metastasen weiter bekämpft werden und es nicht zu einem Rückfall kommt. Außerdem verwenden einige der Patienten jetzt nur noch biologische Haar- und Hautpflegeprodukte.

Außer in Moringa kommen Salvestrole in nennenswerter Konzentration zum Beispiel in Artischocken, Brunnenkresse, Rauke, Sojabohnensprossen, Wildmöhren, Sellerie, Auberginen, Maulbeeren, Weintrauben, Rooibos, Wegerich, Hagebutten, Mariendistel, Weißdornbeeren, Odermennig und Zitronenverbene vor. Hand aufs Herz: Wann hast Du diese Lebensmittel zuletzt zu Dir genommen?

Salvestrole wirken vorbeugend gegen Krebs. Im menschlichen Körper bilden sich täglich zwischen 1.000 und 10.000 Krebszellen. Krebs ist die zweithäufigste Todesursache. Wenn wir gesund bleiben wollen, brauchen wir täglich nicht nur ausreichend Vitamine, Mineralstoffe und Spurenelemente, sondern auch Salvestrole.

Moringa: Dreifachschutz für unsere sensiblen Augen

Erfahrungen von Moringa-Essern

Viele Moringa-Konsumenten stellen nach einer Weile fest, dass sie Farben leuchtender und brillanter wahrnehmen und dass ihre Sehkraft gestärkt wird. In Moringa sind alle Stoffe reichlich vorhanden, die für gesunde Augen wichtig sind. Wenn Du Deine Augen gesund erhalten und Deine Sehkraft stabilisieren willst, solltest Du Dich mit Moringa beschäftigen. Dieser Wunderbaum unterstützt sogar die Prophylaxe altersbedingter Makula-Degeneration (AMD), unter der schon zwei Millionen meist ältere Deutsche leiden. Makula-Degeneration, bei der die Makula, der Punkt schärfsten Sehens, degeneriert, ist die Hauptursache für Erblindung.

Auch freie Radikale, reaktionsfreudige und aggressive Sauerstoffverbindungen, die durch ionisierende Strahlen von Fernseher, Computer oder Handys entstehen, schädigen unsere Augen. Auch UV-Licht ist Stress für die Augen und eine der Ursachen für Makula-Degeneration.

Die Augen, ein empfindliches Wunder

Das menschliche Auge ist ein Wunderwerk. Johann Wolfgang von Goethe schrieb: *„Wär nicht das Auge sonnenhaft, die Sonne könnt es nie erblicken."* Er bezeichnete unsere Augen auch als „Seelenspiegel" oder „Geschöpf des Lichtes", Willam Shakespeare nannte sie „Fenster der Seele". Wenn wir einander in die Augen schauen, uns einen Blick schenken, kommen wir in Kontakt mit der Seele des anderen, nehmen die Ausstrahlung unseres Gegenübers wahr und bauen uns gegenseitig energetisch auf. Daher sollten wir auch Fremde unbedingt „eines Blickes würdigen". Fremde, könnte man sagen, sind Freunde, die Du noch nicht kennst.

Unsere Augen sind wichtig für die räumliche Orientierung, als Mittel der Kommunikation; wir erfassen Umrisse und Farben, nehmen über die Augen Informationen auf und über die Zirbeldrüse wird unser Hormonhaushalt und unser Schlaf-Wach-Rhythmus beeinflusst. Für die meisten ist der Sehsinn der wichtigste überhaupt, vor Hören und Fühlen, und doch wissen die wenigsten, wie wir unsere Augen gesund erhalten und regenerieren können.

Als ich zur Schule ging, waren Brillen bei Kindern die absolute Ausnahme. Trug ein Kind eine Brille, wurde es manchmal als „Brillenschlange" gehänselt. Heute tragen bereits 15% der Kinder in Deutschland eine Brille und 65% der Erwachsenen ab 16 Jahren. Klares Sehen ist eine sehr anspruchsvolle Tätigkeit, die unserem Körper und dem zentralen Nervensystem Höchstleistungen abverlangt. Entsprechend empfindlich reagieren die Augen auf negative Einflüsse. Die Augen ermüden, wenn wir den Blick wie beim Spielen am Computer, beim Fernsehen oder Autofahren längere Zeit auf einen Punkt fokussieren müssen. Ich habe mir daher angewöhnt, wie Babys und kleine Kinder Menschen wieder in beide Augen gleichzeitig zu schauen. Das kann man mit einem Handspiegel üben.

Am Anfang ist es anstrengend, nach einer Übungsphase jedoch nicht mehr, und wir entwickeln über dieses sanfte, ganzheitliche Schauen gleichmäßig unsere beiden Gehirnhälften.

Die Augen essen mit: Was für Nährstoffe sie benötigen

Jedes Kind weiß, dass Möhren gut für die Augen sind. Die Karotine darin werden in die Netzhaut eingebaut. Wenn man bedenkt, dass Moringa das Siebenfache an Carotinen wie Karotten enthält, wird einmal mehr klar, warum dieser Baum auch Pflanzenapotheke genannt wird. Unsere Augen sind geradezu abhängig von Beta-Karotin, Lutein und Zeaxanthin. Der Körper wandelt diese Stoffe nach Bedarf in Vitamin A um, das zusammen mit Proteinen die Pigmentmoleküle - den „Sehpurpur" - von mehr als hundert Millionen Sehzellen in der Netzhaut aufbaut. Arbeiten am Computer, Fernsehen, Lesen und Schreiben von schwarzer Schrift auf weißem Papier - besser wäre dunkelgrüne Schrift auf braunem Hintergrund - erhöhen den Vitamin-A-Bedarf. Lutein filtert die blauen Spektralfarben aus dem Sonnenlicht heraus, die für Augen und Haut oxidativen Stress bedeuten. Gleichzeitig schützen Beta-Karotin, Lutein und Zeaxanthin Haut und Augen vor freien Radikalen. Etwa 20% der Europäer nehmen über die Nahrung nicht genug Vitamin A auf. Besonders gefährdet sind Kinder und Heranwachsende, da sie über geringe körpereigene Speicher verfügen und bedingt durch Wachstum und Entwicklung einen erhöhten Bedarf haben.

Wer sich zum Beispiel am Meer oder im Schnee hellem Sonnenlicht aussetzt, bei dem werden Beta-Karotin und Retinol im Auge abgebaut, besonders wenn er zu den hellhäutigen und blauäugigen Menschen gehört. Diabetiker können Carotin aus Pflanzennahrung nicht mehr gut in Vitamin A umwandeln. Auch Alkoholkonsum beeinträchtigt die Aufnahme, Speicherung und Umwandlung von Vitamin A. Bestimmte Medikamente wie Abführmittel und Cholesterin senkende Arzneimittel verringern ebenfalls die Aufnahme von Vitamin A. Schlaftabletten führen zu einer Entleerung der Vitamin-A-Speicher in der Leber. Ein Vitamin-A-Mangel zeigt sich bei den Augen durch Trockenheit und Rötung, Augenentzündungen (Konjunktivitis), schlechtes Sehen bei Nacht, verschwommene Sicht und den schleichenden Verlust der Sehkraft.

Die Sehzelle hat eine Membran aus Lipiden, die sehr anfällig für Angriffe von freien Radikalen ist. Durch oxidativen Stress kann es zu grünem oder grauem Star kommen, einer Eintrübung der Linsen, zu Entzündungen, Nachtblindheit, Netzhautablösungen und der gefürchteten Makula-Degeneration. Beta-Karotin bietet als Antioxidationsmittel Schutz gegen Umweltgifte und Strahlungen. Im Gegensatz zu Vitamin A kann es nicht überdosiert werden. Lycopin hat von allen Carotinen die größte antioxidative Kapazität. Außer in Moringa ist es konzentriert in Tomaten zu finden. Lycopin ist der Schutzfaktor gegen die Entwicklung des Grauen Stars.

Makula-Degeneration ist vermeidbar

Der Gelbe Fleck, der Punkt des schärfsten Sehens, ist nur zwei Quadratmillimeter groß. Er weist die mit Abstand höchste Dichte an Sinneszellen auf. Ohne die Makula würden wir ohne Brennpunkt nur Umrisse und Hell-Dunkel-Kontraste wahrnehmen. „Gelb" erscheint dieser Punkt wegen der hohen Konzentration von Zeaxanthin und Lutein, den Makula-Pigmenten. Sie wirken wie eine gute Sonnenbrille und neutralisieren äußerst wirksam freie Radikale. Im Alter nimmt der Gehalt an Lutein und Zeaxanthin in der Makula ab und die Gefahr einer Degenerierung wächst. Mehr als 17 Millionen US-Amerikaner leiden unter Makula-Degeneration. Es gibt in den USA mehr als zwei Millionen Blinde, und etwa 500.000 neue Fälle kommen dort jährlich hinzu, Hauptursache dafür ist AMD, altersbedingte Makula-Degeneration.

In einer wissenschaftlichen Studie, der „LAST-Studie", wurde nachgewiesen, dass Patienten mit AMD, die täglich 10mg Lutein sowie weitere Vitamine und Mineralien bekamen, ihre Sehschärfe signifikant verbessern und wieder klar Kontraste erkennen konnten. Das Makula-Pigment nahm um 40% zu! Moringa-Blätter enthalten 70mg Lutein und fast 2mg Zeaxanthin auf 100g neben vielen weiteren Vitaminen und Mineralien und sind damit der ideale Augenschutz.

Moringa auch für Entwicklungsländer

Es gibt auf der Welt 37 Millionen Blinde. Davon leben rund 33 Millionen in Entwicklungsländern. Die Hauptursache ist chronischer Vitamin-A-Mangel, an dem weltweit etwa 250 Millionen Menschen leiden.

Der Verzehr von Moringa mit seinem hohen Beta-Karotin-Gehalt, schon während der Schwangerschaft und in der Stillzeit, wäre hier die Lösung, wie zahlreiche Studien belegen. Die internationale Stiftung „The International Eye Foundation" in Maryland propagiert Moringa als Prophylaxe für Blindheit bei mangelernährten Kindern in Entwicklungsländern.

Bei uns leiden 60% der Bevölkerung unter Sehschwäche. Auch für sie wäre Moringa eine große Hilfe. Man sollte Moringa mit etwas Öl zu sich nehmen, weil Vitamin A als fettlösliches Vitamin dann besser aufgenommen und verwertet wird. Ratten, die eine Vitamin-A-freie Diät erhielten, aber gleichzeitig mit Moringa-Blättern gefüttert wurden, entwickelten keinerlei Sehschwäche, sondern behielten ihre vollständige Sehkraft.

Wirkung auf die Psyche

Mehr Kreativität, Tatkraft, Klarheit und gute Laune Psychische Probleme, ein großes Thema

Wie wirkt Moringa auf die Psyche? Ich lade Dich dazu ein, es auszuprobieren. Unser Gehirn verbraucht 20% der Vitalstoffe. Wenn es unterversorgt ist, merken wir es durch Konzentrationsschwäche, Antriebslosigkeit, Erschöpfung, Depression, schlechte Laune, Ängstlichkeit und Reizbarkeit. „Du bist, was Du isst." Psychische Erkrankungen sind dabei Rückenleiden als Hauptursache für krankheitsbedingten Arbeitsausfall und als teuerste Volkskrankheit zu überrunden. Jeder fünfte Erwachsene durchlebt in seinem Leben mindestens einmal eine schwere Depression. In neurologischen Kliniken in Deutschland wurden 1997 mehr als 500.000 Patienten behandelt, 2007 waren es bereits 900.000, ein Anstieg von 80%. Im „Focus" vom 18. Juni 2012 wurde über die bisher größte Studie von Hans-Ulrich Wittchen zur Gesundheit Erwachsener in Deutschland mit 5.318 Personen im Alter zwischen 18 und 79 berichtet, die der damalige Bundesgesundheitsminister Bahr vorstellte. Danach wird jeder Dritte mindestens einmal im Jahr psychisch krank. Die größte Gruppe psychischer Probleme sind Angststörungen, gefolgt von Alkoholstörungen und Depressionen. Die jüngste der erfassten Altersgruppen, diejenige der 18- bis 35-jährigen, ist am stärksten betroffen.

Der große Psychologe Carl Gustav Jung sagte vor Jahrzehnten voraus, dass bei uns die meisten in materiellem Wohlstand leben, aber gleichzeitig „immateriell" verarmen würden. Er hat vorhergesehen, dass Drogen jeder Art ein großes Problem, Psychopharmaka in großem Ausmaß geschluckt und die Psychiatrien voll belegt sein würden. Leider hat er Recht behalten. Schon ein Fünftel der Schulkinder gilt als verhaltensauffällig, Tendenz steigend.

Nicht nur wirken sich psychische Probleme über kurz oder lang in Form von Krankheiten auf der körperlichen Ebene aus, sondern auf der anderen Seite beeinträchtigen auch Nährstoffdefizite die Psyche und bringen sie durcheinander. Die Psyche wirkt auf den Körper ein, aber ebenso der Körper auf die Psyche. Das letztere wird noch viel zu wenig berücksichtigt. Oft steht ein Vitalstoffmangel hinter einem psychischen Problem. Moringa normalisiert nicht nur unsere Psyche, den Verstand und das Gefühlsleben, sondern schenkt uns auch ein psychisches Wohlbefinden, eine Begeisterungsfähigkeit und Liebesfähigkeit, wie wir sie vielleicht so noch nicht erlebt haben. Nachdem ich über zwei Superlebensmittel, die AFA-Alge und Gerstengrassaft, Bücher geschrieben habe, konnte ich mir nicht vorstellen, dass irgendein anderes Lebensmittel die Wirkung bei der Optimierung der Funktionen von Körper, Seele und Geist noch übertreffen könnte. Ich war und bin positiv überrascht und möchte Moringa allein wegen seiner energetischen und stimmungsaufhellenden Wirkung nicht mehr missen.

Was sind die Ursachen?

Wie in meinem Buch „Hyperaktivität - warum Ritalin keine Lösung ist" beschrieben, gibt es mehrere Ursachen für psychische Probleme. Einige davon, wie Stress, Umweltschadstoffe oder Elektrosmog, können wir nicht einfach abstellen. Chronischer Stress entzieht dem Körper wichtige Vitamine wie Vitamin C, D und die B-Vitamine, darunter auch Folsäure, und produziert im Organismus vermehrt freie Radikale, dies wurde bereits bei Schülern und Studenten nachgewiesen. Auf andere Faktoren können wir selbst einwirken: auf übermäßigen Alkoholkonsum, zu wenig Flüssigkeitsaufnahme, Zusatzstoffe in der Nahrung, Bewegungsarmut und vor allem auf Nährstoffdefizite. Wissenschaftliche Studien belegen, dass Kinder, die viele Süßigkeiten essen dürfen, aggressiver sind als ihre Altersgenossen, und dass ein hoher Softdrink-Konsum zu Hyperaktivität und anderen Verhaltensauffälligkeiten führt.

Vitalstoffe für Psyche und Nerven

Wir brauchen eine optimale Gehirn- oder Nervennahrung, die unsere kostbaren Gehirnzellen schützt, ihre gesunde Erneuerung fördert, sie optimal mit Vitalstoffen versorgt und für eine gute Durchblutung und Entgiftung sorgt. Schlechte Essgewohnheiten können zum Beispiel Depressionen auslösen, weil der Körper nicht die notwendigen Nährstoffe bekommt, um für eine optimale Hirnfunktion unerlässliche Botenstoffe aufzubauen. Depressionen können wiederum die Nährstoffdefizite vergrößern, wenn sie Appetitmangel hervorrufen. Bei anfälligen Menschen kann Zucker, aber auch Koffein, Angstgefühle und sogar Panikattacken auslösen. Nährstoffempfehlungen bei Angststörungen sind Niacin zur Dämpfung der Angst, Vitamin B6 zur Erhöhung des Serotoninspiegels im Gehirn, Thiamin zum Ausgleich des

Milchsäurespiegels - Milchsäure kann bei anfälligen Menschen Angst verstärken -, Kalzium und Magnesium zur Entspannung der Nerven und Tryptophan, ein Botenstoff, der den Serotoninspiegel im Gehirn erhöht und beruhigend wirkt.

Krankheit und Stress erhöhen den Nährstoffbedarf. Auch Psychopharmaka und Alkohol sind Vitalstoffräuber. Alle Vitalstoffe, die für ein gesundes Gehirn wichtig sind, finden sich in Moringa, so dass Moringa-Verzehr uns auch in Stresszeiten belastbar macht.

Aminosäuren wie Tyoroxin und Phenylalanin sind wesentlich für die Synthese der Botenstoffe Dopamin, Adrenalin und Noradrenalin. Tryptophan ist die Vorstufe des Neurotransmitters Serotonin und des Hormons Melatonin und schenkt Ruhe und gesunden Schlaf. Lysin schützt vor Stress und Ängsten. Methionin kann in Cholin umgewandelt werden, das als Acetylcholin die Übertragung von Nervenimpulsen ermöglicht und das Gehirn schützt.

Auch Mineralstoffe sind für optimale Gehirnfunktionen notwendig. Kalzium entspannt die Nervenzellen und ist an der Informationsübertragung beteiligt. Magnesium und Kalium entspannen die Muskeln. Mangan ist die Grundlage für die Produktion von Dopamin, das für Glücksgefühle und Wohlbefinden steht. Ein Mangel kann zu Depressionen, Ängsten und sogar Schizophrenie führen. Magnesium ist auch für unser Gehirn das wichtigste Anti-Stress-Mineral. Es sorgt für die Energie in der Zelle und damit für eine ausreichende Belastbarkeit der Nervenzellen. Außerdem verhindert Magnesium, dass Glutamat, ein erregender Botenstoff, im Übermaß freigesetzt wird. Bei Magnesiummangel kann es zu Nervosität, Aggressivität oder Schlafstörungen kommen. Achtung: Phosphate in Softdrinks sind Magnesiumräuber. Das kann bei häufigem Konsum zu Stimmungsschwankungen und Nervosität führen. Kupfer schützt die Isolationshülle der Nerven. Zink besitzt eine Schlüsselfunktion beim Aufbau von Serotonin und anderer Botenstoffe. Bor fördert Gedächtnisleistung und Aufmerksamkeitsspanne. Eine reichliche Versorgung mit Mineralien wie Eisen und Zink ist für das Erinnerungsvermögen und die Konzentrationsfähigkeit wichtig.

Auch viele Vitamine sind wichtig für eine optimale Gehirnfunktion. Thiamin oder Vitamin B1 schützt vor Verhaltensstörungen. Niacin oder Vitamin B3 schützt die Myelinscheide, die Isolationsschicht der Nerven. Die Vitamine B6, B9 und B12 werden zum Aufbau der Botenstoffe Serotonin, Dopamin, Norepinephrin, Taurin, Noradrenalin und Histamin benötigt. Vitamin

B12, auch in Moringa enthalten, reduziert den nitrosativen Stress durch aggressive Stickstoffmonoxid-Radikale für die Nervenzellen. Selbst geringfügige Defizite an B-Vitaminen - vor allem Thiamin, Niacin, Folsäure und Vitamin B12 - können geistige Abläufe beeinträchtigen. Vitamin E schützt ebenfalls die Myelinschicht vor dem Angriff durch freie Radikale.

Unser Gehirn besteht in der Trockenmasse zu 60% aus Fett, die Myelinschicht sogar zu 75%. Daher spielen essenzielle Fettsäuren eine große Rolle für die Gedächtnisleistung des Gehirns. Wenn zu wenige Omega-3-Fettsäuren über die Nahrung zugeführt werden, kommt es zu Depressionen, Hyperaktivität, Konzentrationsschwäche, Lethargie, Traurigkeit, Ängstlichkeit und Niedergeschlagenheit.

Studien mit Moringa zeigen, dass die Blätter einen positiven Effekt auf die Neurotransmitter und sogar eine Schutzfunktion bei Alzheimer haben. Die Forscher nehmen an, dass die Antioxidantien in Moringa wie Vitamin E, Vitamin C, Flavonoide und weitere Vitalstoffe zur Verbesserung der Gedächtnisleistung beitragen. Andere Studien belegen die Stärkung des Nervensystems durch Moringa. Moringa ist eine hervorragende Quelle von Tryptophan, der Vorstufe des Wohlfühlhormons Serotonin und des Schlafhormons Melatonin. Kein Wunder, dass Moringa bei Schlafstörungen, Hyperaktivität und Aufmerksamkeitsstörungen, aber auch bei Stimmungsschwankungen und Depressionen hilft. Phenylalanin und Tyrosin in Moringa stärken das zentrale Nervensystem, weil daraus zwei zentrale Botenstoffe, Dopamin und Norepinephrin, gebildet werden. Diese Neurotransmitter sind auch für ein gutes Gedächtnis wichtig und wirken stimmungsaufhellend.

Wie uns Moringa vor Burnout schützt

Was sind die wahren Ursachen von Ausgebranntsein?

Was hat Ernährung mit Burnout zu tun, mögen sich jetzt manche Leser fragen. Burnout ist in aller Munde; der Begriff schaffte es 2011 knapp hinter Fukushima auf Platz 6 der Liste „Wort des Jahres". 2012 veranstaltete die deutsche Sozialministerin eine Kampagne gegen psychische Überlastung in der Arbeitswelt. „Muss bald ganz Deutschland auf die Couch?", fragte Maybrit Illner im Herbst 2011 ihre Gäste. Was bisher zu kurz kam, sind die körperlichen Ursachen und Auswirkungen des Ausgebranntseins. Gesundheit fängt in der Zelle an. Wenn der Zelle bestimmte Nährstoffe fehlen, kann das Gehirn nicht mehr optimal arbeiten und wird leicht überfordert.

Unsere gesamte Ernährungs- und Lebensweise ist nicht mehr artgerecht. Es wird daher Zeit, das Thema Burnout aus der Psychoecke herauszuholen.
Die häufigsten Symptome eines Burnouts sind Erschöpfung, Schlafprobleme, Gereiztheit, depressive Verstimmungen, Kopfschmerzen, Unruhe, Antriebslosigkeit, Infektanfälligkeit sowie innere Distanz zu der Tätigkeit, die man ausübt. Hinzu kommen oft Panikattacken, Herzprobleme und Magen-Darm-Beschwerden.

Vitalstoffe für eine gesunde Stressantwort

Bei Stress wird vor allem Cortison, unser wichtigstes Stresshormon, sowie die Neurotransmitter Adrenalin, Noradrenalin und Dopamin ausgeschüttet. Die wichtigsten Verhinderer für übersteigerte Stressreaktionen sind DHEA und Serotonin. Die Grundbausteine von Dopamin, Noradrenalin und Adrenalin sind die Aminosäuren Phenylalanin und Tyroxin. Für die einzelnen Produktionsschritte sind eine Reihe von Mikronährstoffen, vor allem Vitamin B6, Magnesium, Folsäure, Vitamin C und Kupfer erforderlich. DHEA oder Dehydroepiandrosteron gilt als Anti-Stress-Hormon. DHEA wirkt antidepressiv und stärkt das Immunsystem; mit zunehmendem Alter nimmt es kontinuierlich ab. Serotonin wird als „Gute-Laune-Stoff" bezeichnet. Dieser Botenstoff wirkt entspannend und antidepressiv, er hebt die Stimmung und steigert Motivation und körperliche Leistung. Außerdem wirkt er schlaffördernd und erhöht die Schmerztoleranz.

Serotonin wird aus der essenziellen Aminosäure L-Tryptophan gebildet. Ko-Faktoren für die Bildung von Serotonin sind vor allem Vitamin B6 und Magnesium. Unter Dauerstress kommt es zu Störungen in der Umwandlung von Tryptophan in Serotonin. Alle diese Substanzen finden sich in der Moringa-Pflanze. Gute Laune und heitere Gelassenheit kann man also tatsächlich essen.

Ein ausgewachsener Mensch besteht aus etwa hundert Billionen Körperzellen. Würde man all diese Zellen aneinanderreihen, könnte man sie hundertmal um die Erde wickeln. Ein gesunder Zellstoffwechsel in all diesen vielen Zellen ist die Grundvoraussetzung für körperliche und seelische Gesundheit und Leistungsfähigkeit. Um funktionieren zu können, brauchen die Zellen Energie in Form von ATP, Adenosintriphosphat. Diese Energie muss täglich aus der Nahrung aufgenommen werden, denn sie lässt sich nicht speichern. Pro Sekunde laufen in jeder Körperzelle über 50.000 Stoffwechselprozesse ab. ATP wird von kleinen Kraftwerken in unseren Zellen, den Mitochondrien, erzeugt.

Muskelzellen besitzen 1.500 Mitochondrien, unsere Nervenzellen bis zu 5.000, und die weibliche Eizelle trägt bis zu 120.000 dieser kleinen Kraftwerke in sich. Innerhalb der Mitochondrien findet die Energiegewinnung unter Verbrauch von Sauerstoff in so genannten Atmungsketten statt. Davon haben wir die unvorstellbare Anzahl von ungefähr 180 Billionen im Körper! Ohne Mitochondrien gibt es kein Leben, und ohne leistungsfähige und funktionsfähige Mitochondrien keine Lebensenergie. Bei chronischem Energiemangel in der Zelle fühlen wir uns müde und erschöpft.

Oxidativer Stress als Mitursache von Burnout

Wenn die Mitochondrien zu wenig Energie bereitstellen, spricht man von mitochondrialer Dysfunktion. Bei der Produktion von ATP entstehen freie Radikale, deren Zerstörungskraft zum Zusammenbruch des Energiestoffwechsels führen kann. Freie Radikale entstehen auch durch chronische Arbeitsüberlastung und Dauerstress sowie durch Umweltgifte, Entzündungen, Rauchen, Alkohol und viele Arzneimittel.

Der Körper schützt sich vor diesen Angriffen durch Vitamin C, Selen, Vitamin E, Beta-Karotin, Zink, Coenzym Q10, Mangan und schwefelhaltige Aminosäuren, durch Polyphenole und Glutathion, eine Eiweißverbindung aus verschiedenen Aminosäuren. Alle diese essenziellen Mikronährstoffe finden wir in Moringa.

Neben der Zufuhr dieser antioxidativen Powerstoffe sind auch ausreichende Entspannungszeiten, Bewegung, Sonnenlicht und erholsamer Schlaf wichtig zur Regeneration. Eine Dauerbelastung durch freie Radikale ohne ausreichende Schutzsysteme führt zu einem Energiedefizit, da die Mitochondrienfunktion nachlässt und ihre Struktur im Extremfall zerstört wird. Man kann Burnout auch als direkte Folge einer Erschöpfung der Zellkraftwerke bezeichnen.

Vitalstoffdefizite sind vorprogrammiert

Der Nährstoffverlust in unseren Lebensmitteln ist dramatisch. Von 1985 bis 2002 hat sich der Kalziumgehalt in Brokkoli um 73% verringert, der Gehalt an Vitamin B6 in Bohnen ist um 77% und in Bananen sogar um 95% zurückgegangen, der Folsäuregehalt in Bananen nahm um 79% ab, der Vitamin-C-Gehalt in Erdbeeren um 87% und in Äpfeln um 60%. Daher sind wir auf natürliche Nährstoffkonzentrate wie Moringa-Blätter angewiesen, die ein Füllhorn an Schutz- und Vitalstoffen darstellen.

Burnout-Prophylaxe durch Vitalstoffe in Moringa

Alpha-Liponsäure, ein Vitaminoid, schützt die Zellmembranen und Mitochondrien vor Schäden. Sie stärkt das Immunsystem und hemmt Entzündungen. **L-Carnitin** wird aus den Aminosäuren L-Lysin und L-Methionin gebildet und transportiert langkettige Fettsäuren ins Mitochondrien-Innere. Ko-Faktoren sind die Vitamine C, B6 und Niacin sowie Eisen. L-Carnitin-Mangel führt zu Müdigkeit und Erschöpfung. **Das Coenzym Q10** transportiert in der Mitochondrien-Membran Elektronen zu dem Ort, an dem sie gebraucht werden. Q10 wird auch als Zündkerze für den Mitochondrien-Motor bezeichnet. Der Körper kann Q10 selbst herstellen und benötigt dafür Vitamin B12 und Folsäure. L-Phenylalanin braucht der Körper zur Herstellung von **L-Tyrosin**, der Vorstufe der Neurotransmitter Dopamin, Noradrenalin und Adrenalin sowie der Schilddrüsenhormone. Außerdem ist es ein Vorläufer für die Bildung von Melatonin, das ein starker Radikalfänger ist. L-Tryptophan ist der Grundstoff für gute Laune. Diese essenzielle Aminosäure spielt für die Burnout-Prophylaxe eine große Rolle, weil sie Vorläufer des Glückshormons Serotonin und auch des Melatonins ist. Im Tryptophan-Stoffwechsel spielt Vitamin B6 eine große Rolle. Vitamin B6-Mangel führt damit zu Tryptophanmangel.

Magnesium ist das Mineral der Gelassenheit. Es spielt eine wichtige Rolle im Energiestoffwechsel der Mitochondrien, weil alle energieabhängigen Stoffwechselvorgänge Magnesium benötigen. Es ist außerdem beteiligt an der Aktivierung der B-Vitamine. Einem Magnesiummangel folgt oft ein Mangel an diesen Nervenvitaminen. Magnesium verringert die Freisetzung von Stresshormonen wie Cortison und dämpft damit die Reaktion des Organismus auf Stress. Symptome eines Magnesiummangels sind Konzentrations- und Gedächtnisschwäche, verringerte Stressresistenz, Impulsivität, Nervosität, Unruhe, Kopfschmerzen und Schlafstörungen. Zink ist ein unverzichtbares Mineral für Zellteilung, Immunsystem, Eiweißsynthese und Wachstum. Zinkmangel macht sich durch chronische Müdigkeit, Antriebsschwäche, geringe Stressresistenz, Konzentrationsschwäche, Depressionen und hohe Infektanfälligkeit bemerkbar.

Mangan aktiviert viele Enzyme, die als Antioxidans wirken. Damit schützt es die Mitochondrien-Membran vor der Zerstörung durch freie Radikale. Mangan ist außerdem für die Herstellung von Dopamin und Melanin nötig. **Selen** gilt als Stimmungsaufheller. Typische Symptome von Selenmangel sind Lustlosigkeit, Müdigkeit, Abgeschlagenheit und Konzentrationsschwäche. Folsäure ist nicht nur für Schwangere unentbehrlich. Wasserlösliche B-

Vitamine oder Folate sind essenziell für die DNS-Synthese und damit für alle Zellteilungsvorgänge. **Vitamin B1** ist ein Universalgenie; es ist an der Bereitstellung verschiedener Brennstoffe für die Mitochondrien beteiligt. Es ist auch wichtig für die Reizübertragung der Nervenzellen und für den Neurotransmitter-Stoffwechsel. Ein Thiaminmangel macht sich durch Müdigkeit, Gedächtnis- und Konzentrationsschwäche, Depressionen, Ängste, Vergesslichkeit und Verwirrtheit bemerkbar. **Vitamin B2** ist beteiligt an der mitochondrialen Atmungskette und schützt die Mitochondrien vor antioxidativem Stress. Mangelsymptome sind Antriebsschwäche und Depressionen. **Vitamin B3** (Niacin) schützt ebenfalls die Mitochondrien vor freien Radikalen und ist an der DNA-Reparatur beteiligt. Niacin kann vom Körper aus L-Tryptophan unter Mitwirkung von Vitamin B2 und B6 hergestellt werden. Bei Niacin-Mangel machen sich in unseren Zellen Gifte breit und das beeinträchtigt die Energieerzeugung. Die Auswirkungen zeigen sich in Leistungsschwäche, Erschöpfung, Psychosen, Halluzinationen und Verwirrtheit.
Vitamin B6 wird auch als das Nervenvitamin bezeichnet. Vitamin B6 ist unentbehrlich für die Neurotransmitter-Synthese und den Aminosäure-Stoffwechsel. Ein Mangel kann sich durch Leistungsschwäche, neurologische Ausfallerscheinungen, Schlafstörungen und Reizbarkeit äußern. **Vitamin B12** oder Cobalamin ist nicht nur für die Blutbildung wichtig, sondern auch für die Zellteilung und für den Schutz der Nervenzellen. Vitamin B12 entgiftet die Zelle von Nitrogasen und damit vor der zerstörerischen Wirkung von Nitrostress. Mangelsymptome sind unter anderem Müdigkeit, Psychosen, Konzentrationsmangel, Gedächtnisstörungen, geringe Stresstoleranz und Reizbarkeit. **Vitamin C** stärkt nicht nur das Immunsystem, sondern schützt auch vor Stress. Es ist beteiligt an der Synthese verschiedener Hormone im Hypothalamus, einem Abschnitt des Zwischenhirns, der das vegetative Nervensystem steuert. Vitamin C ist auch an der Synthese der Botenstoffe Noradrenalin und Serotonin beteiligt. Bei Stress wächst der Bedarf an Vitamin C. Ein Mangel an diesem Vitamin kann sich durch Antriebslosigkeit, Müdigkeit, Schwäche, depressive Verstimmungen und Stimmungsschwankungen äußern.

Vitamin E ist der Hüter der Zellmembran. Es schützt alle Zellen vor Verschleiß und Alterung durch den Angriff freier Radikale. Wenn die Fette oder Lipide in den Zellmembranen ranzig werden, sinkt die Energiegewinnung in den Mitochondrien. Neurologische oder sensorische Störungen können bei einem Vitamin-E-Mangel auftreten.

Quercetin gehört zu den wasserlöslichen sekundären Pflanzeninhaltsstoffen aus der Gruppe der Polyphenole. Quercetin unterstützt die Neubildung von Mitochondrien. Daher wird dieser Stoff auch in der Burnout-Therapie eingesetzt. OPC oder oligomere Proanthocyanidine gehören zu den Flavonoiden, einer weiteren Gruppe der sekundären Pflanzeninhaltsstoffe. OPC besitzt eine noch höhere antioxidative Wirkung als Vitamin C oder Vitamin E. Sulfide sind schwefelhaltige Substanzen und wirken als Hauptentgifter. Sie stellen einen wichtigen Baustein für Aminosäuren dar, entgiften den Körper und schützen die Zellen vor freien Radikalen. Sulfidmangel führt zu einer Einschränkung der Mitochondrien-Funktion.

Moringa oleifera enthält alle diese Stoffe, die zur Burnout-Prophylaxe beitragen, in hoher Konzentration und ausgewogener Zusammensetzung. Bei der Behandlung des Burnout-Syndroms arbeiten bereits viele Heilpraktiker mit Nahrungsergänzungsmitteln auf Basis der erwähnten Mikronährstoffe zur schnellen Regeneration des Zellstoffwechsels. Mit Moringa sind wir auf der sicheren Seite, was unsere Vitalstoffversorgung zur Vorhinderung von Burnout betrifft. Wenn wir dann noch für Entspannung und Bewegung an frischer Luft sorgen, sind wir diesem Problem im wörtlichen Sinn davongelaufen. Durch Messung des ATP-Umsatzes hat Dr. Ulrich Strunz herausgefunden, dass der tägliche Läufer sechsmal mehr Kraftwerke, also sechsmal mehr Energie als der Nichtläufer hat. Durch Laufen und andere Ausdauersportarten werden Serotonin, das Kreativitätshormon ACTH und Endorphine (Glückshormone) freigesetzt.

Moringa oleifera - eine Schatztruhe für Rohköstler und Veganer

Moringa ist „in aller Munde". Kein Wunder, sind die Blätter dieses unscheinbaren Baumes doch das nährstoffreichste Lebensmittel überhaupt. Das Blattpulver enthält viermal so viel Vitamin A wie Möhren, 15-mal so viel Kalium wie Bananen, sechsmal so viele Polyphenole wie Rotwein - um nur ein paar Zahlen zu nennen. Angesichts der Vitalstoffdefizite in unseren Nahrungsmitteln kommt Moringa wie gerufen. Viele betrachten Moringa als „Megafood" unter den Superfoods.

Für Veganer ist Moringa ein Geschenk des Himmels. Sie nehmen durch ihre Pflanzenkost zwar jede Menge Ballaststoffe, Vitamine, Chlorophyll und Enzyme zu sich. Allerdings - bei einigen Vitalstoffen könnte eine optimale Versorgung kritisch sein.

Moringa, eine Vitamin B12-Quelle?

An erster Stelle steht hier sicherlich das Vitamin B12. Auf Veganer-Kongressen sind Zahncremes, denen dieses blutbildende Vitamin zugesetzt ist, der Renner. Vitamin B12 wird für die Blutbildung benötigt und für die Bildung der Myelin-Schicht der Nerven. Vitamin B12 spielt eine wichtige Rolle bei der Synthese der DNA und der Zellteilung. Außerdem ist dieses B-Vitamin nötig für die Synthese der Aminosäure Methionin und die Umwandlung von Folsäure in seine aktive Form. Folsäure oder Vitamin B9 ist das Vitamin, an dem in den Industrieländern der größte Mangel herrscht. Bei etwa sechzig Prozent aller Frauen liegt der Folsäurewert bei weniger als sechzig Prozent ihres tatsächlichen Bedarfs. Zu den Mangelerscheinungen gehören eine Degeneration des Nervensystems und Blutarmut. Symptome können sein: Konzentrationsschwäche, Kurzatmigkeit, Sehstörungen, eine Schwächung des Immunsystems, Gewichtsverlust, aggressives Verhalten, mangelnde Impulskontrolle, Verwirrung oder Depressionen. Moringa ist eine hervorragende Folsäure-Quelle.

Eine Unterversorgung mit Vitamin B12 führt zu einer erhöhten Konzentration an Homocystein im Blut, was einen Risikofaktor für die Entstehung von Arteriosklerose und damit für Herz-Kreislauf-Erkrankungen darstellt. Nicht nur Veganer sind nach Entleerung ihrer Vitamin-B12-Speicher von einem Mangel bedroht, sondern auch Raucher und Frauen, die mit der Anti-Baby-Pille verhüten. Erkrankungen des Magen-Darm-Traktes und der Bauchspeicheldrüse erhöhen den Vitamin-B12-Bedarf. Auch Senioren sind gefährdet. Etwa die Hälfte aller über 65jährigen entwickelt eine Zellschwäche der Magenwand. Dadurch wird die Bildung des so genannten Intrinsic-Faktors verschlechtert und damit die Bioverfügbarkeit von Vitamin B12.

Spirulina wird von vielen Firmen damit beworben, Vitamin B12 zu enthalten. Das ist richtig, aber auch wiederum nicht korrekt. In Lebensmitteln wie Algen oder Sauerkraut findet sich zwar Vitamin B12, aber nur in analoger Form, in der es der Körper nicht verwerten kann. Miso, Tempeh, Sauerkraut und Spirulina-Algen weisen lediglich Einzelverbindungen auf, die Vitamin B12 ähnlich sind, jedoch nicht in dessen aktive Form umgewandelt werden können. Das Vitamin B12 in diesen Lebensmitteln ist also für den menschlichen Körper wertlos. Der Vegetarierverband „Vebu“ schreibt auf seiner Homepage: *„Die meisten Nahrungsergänzungsmittel auf Algenbasis enthalten ausschließlich oder überwiegend Analoga ohne Vitaminwirksamkeit.“*

Einige Lebensmittel werden mit Vitamin B12 angereichert, wie Sojaprodukte, Müsli und Cornflakes. In Deutschland haben diese angereicherten Produkte allerdings meist zu geringe Vitamin-B12-Mengen, um dadurch den Tagesbedarf zu decken. Veganer leben im Allgemeinen sehr gesundheitsbewusst und greifen vor allem zu Produkten aus zertifiziertem Bio-Anbau. Daher ist es wichtig zu wissen: Bio-Produkte aus ökologischem Anbau dürfen nicht mit Vitamin B12 angereichert werden.

Der Körper benötigt Vitamin B12 als Cobalamin. Der Körper scheidet täglich etwa ein bis zwei Mikrogramm aus, die somit den Körperspeichern verloren gehen. Zwar wird Vitamin B12 auch von Bakterien im Dickdarm hergestellt. Allerdings hängt dies von einer gesunden Darmflora ab. Unser Verdauungssystem muss gesund sein, um genügend Vitamin B12 bilden zu können. Dazu ist ein Säure-Basengleichgewicht nötig und ein bestimmter pH- oder Säuregrad im Darm. Moringa reinigt den Darm und stellt die nötigen Mineralstoffe für ein gesundes Säure-Basen-Gleichgewicht zur Verfügung. Durch die 46 antientzündlichen Inhaltsstoffe in Moringa werden Darmentzündungen zur Ausheilung gebracht. Zusätzlich empfehle ich zur Sanierung der Darmflora einen Trunk aus Flohsamenschalen und Baobab-Fruchtpulver. Viele Studien belegen, dass das Fruchtpulver des Affenbrotbaums die physiologische Darmflora effektiv aufbaut und Darmentzündungen heilt. Über Baobab habe ich ein Buch geschrieben. Sicherheitshalber sollten Veganer, aber auch alle anderen, ihren Vitamin-B12-Status regelmäßig durch eine Blutanalyse überprüfen lassen.

Moringa, eine ideale Eisenquelle

Der Eisengehalt von Orangen ist von 1950 bis zum Jahr 2000 um 67% zurückgegangen, der von Spinat im gleichen Zeitraum um 60%, der von Steckrüben um 71% (vgl. Artikel aus der „Welt am Sonntag" Nr. 11 vom 18.3.2001). Eisen zählt zu den wichtigsten Mineralstoffen. Besonders bei Frauen zwischen 13 und 49 Jahren ist Eisenmangel aufgrund der monatlichen Menstruation weit verbreitet. Eisenmangel ist auch ein häufiges Phänomen bei Kindern zwischen dem ersten und zweiten Lebensjahr.

Nur 25 Gramm Moringa-Blattpulver reichen aus, um den täglichen Eisenbedarf eines Erwachsenen zu decken. In hundert Gramm Blattpulver finden sich sechzig Milligramm dieses Metalls. Eisen ist wichtig zum Aufbau des roten Blutfarbstoffs Hämoglobin und damit für den Sauerstofftransport im Blut sowie die Sauerstoffversorgung der Zellen. Ferner spielt dieses Metall eine wichtige Rolle als Ko-Faktor für den Aufbau von Enzymen, Neurotransmittern, Proteinen und Hormonen. Eisen ist außerdem Bestandteil von Enzymen, die für die Verdauung und Atmung wichtig sind, und stärkt das Immunsystem. Eisen aus Fleisch wird gut resorbiert, aber nicht aus Milchprodukten und Getreide. Kaffee, Rotwein und Schwarztee gelten als Eisenräuber. Eisen aus Tabletten wird oft schlecht aufgenommen und führt zu Verstopfung.

Moringa enthält viel Kalzium und Zink

Bei vielen Veganern lässt der Kalzium- und Zink-Status zu wünschen übrig. Moringa-Blattpulver enthält 1.143 Milligramm Kalzium pro 100 Gramm. Spinat weist dagegen nur 120 Milligramm auf, Bohnen 60 Milligramm und Nüsse 70 Milligramm. In Moringablättern ist das Kalzium an Proteine gebunden und kann daher besonders gut vom Körper aufgenommen werden. Dies ist bei Kalziumtabletten oft nicht der Fall, weil das Kalzium in ihnen in anorganischer Form vorliegt, können sie auf Dauer zu Arteriosklerose führen.

Zink aktiviert mehr als 200 Enzymsysteme. Dieser Mineralstoff ist zuständig für Insulinspeicherung, Zellerneuerung und die Koordination von Nerven, Gehirn und Muskeltätigkeit. Moringa-Blattpulver enthält mit 2,88 Milligramm pro 100 Gramm doppelt so viel Zink wie Bohnen.

Moringa - eine hervorragende Eiweißquelle

Moringa ist mit einem Eiweißgehalt des Blattpulvers von 45% die eiweißreichste Pflanze überhaupt. Vollkornweizenmehl enthält davon nur 10%, ein Steak 16%. Moringa-Blätter sind eine hochwertige, vollständige Eiweißquelle, weil diese Pflanze das vollständige Aminosäurenprofil in der optimalen, ausgewogenen Zusammensetzung enthält, die der menschliche Körper benötigt. Man spricht von „perfektem Aminosäurenprofil". Fehlt nur eine Aminosäure, kann der Körper mit den anderen wenig anfangen. Moringa hat im Gegensatz zu Soja ein sehr geringes Allergiepotenzial. Außerdem ist das Eiweiß in Soja schwer verdaulich. Für Veganer, sportlich Aktive, Geistesarbeiter, Kinder und Menschen mit erhöhtem Eiweißbedarf durch Stress ist Moringa daher eine hervorragende Proteinquelle.

Bei Moringa-Produkten ist auf Qualität zu achten. Südostasien, Afrika und Indien sind nicht die idealen Herkunftsländer, weil die Verarbeitung der sensiblen Pflanze oft zu wünschen übrig lässt. Die Folgen: Schimmel- oder Salmonellenbelastung, die oft bei hoher Luftfeuchtigkeit und zu viel Restfeuchte auftritt. Der Prozentsatz der Restfeuchte sollte unter 6% liegen.

Moringa-Blattpulver ist für jeden gut, aber *ganz* besonders für Veganer. Diese Pflanze enthält konzentriert genau die Vitalstoffe, deren Zufuhr bei einer rein veganen Lebensweise nicht immer ausreichend gewährleistet ist. Der ORAC-Wert, der das antioxidative Potenzial misst, ist mit bis zu 75.000 extrem hoch und Weltrekord unter den Lebensmitteln. Auf Teneriffa hat sich wegen besonderer Bedingungen eine Unterart, die rote Moringa, mit roten Stilen und Blattachsen entwickelt, diese weist sogar einen spektakulären ORAC-Wert von bis zu 110.000 auf. Mit Moringa sind wir gut versorgt. Wir erleben mehr Lebenskraft, Lebensfreude und eine stabilere Gesundheit. Damit können Veganer Nicht-Veganern zeigen: das Pflanzenreich enthält alles, was für eine gesunde Ernährung wichtig ist.

Moringa, ein Segen für Mutter und Kind

Mehr und reichhaltigere Muttermilch durch Moringa

Moringa wird in Indien und Afrika auch „mother's best friend",„Mutters bester Freund", genannt. Warum? Weil er Frauen während der Schwangerschaft und der Stillzeit mit den notwendigen Nährstoffen versorgt. Ideal ist es, sich schon vor einer geplanten Schwangerschaft mit einem Nährstoffvorrat zu versorgen. Der Großteil der entscheidenden Entwicklungsprozesse beim Ungeborenen geht in den ersten acht Wochen der Schwangerschaft vor sich, wenn die meisten Frauen noch gar nicht wissen, dass sie schwanger sind. Da Verhütungspillen Vitalstoffräuber sind - betroffen sind vor allem Vitamin C, Vitamin B6, Vitamin B12 und Folsäure - sollte eine Frau, die eine Schwangerschaft plant, mindestens sechs Monate vor der Empfängnis die Pille absetzen und durch andere Verhütungsmittel ersetzen. In dieser Zeit sollte sie Moringa essen, in dem die betreffenden Nährstoffe konzentriert enthalten sind.

Bei Tieren hat man festgestellt, dass Kühe, die vorher nur sieben Liter Milch gaben, mit einer Beimischung von Moringa zum Futter durchschnittlich zehn Liter geben. Die Milchproduktion wird auch beim Menschen stimuliert. Wie mir Andreas Kraus von MoringaGarden® berichtet hat, bemerken stillende Mütter, dass ihre Brust prall gefüllt und gespannt ist, wenn sie Moringa-Pulver essen. Einige beschweren sich sogar, dass sie jetzt zu viel Muttermilch hätten. Er rät den Frauen, das Kind öfter und ausgiebiger zu stillen. Frauen, die spät Kinder bekommen, haben oft nicht genug Muttermilch, um in der ersten Zeit ihren Säugling ausschließlich damit zu stillen. Für sie ist Moringa ein Segen.

Epigenetik: wie Ernährung die Entwicklung des Kindes beeinflusst

Unser Lebensstil wird stark durch die Ernährung beeinflusst, durch die epigentische Prozesse in Gang gesetzt werden können. Die Weichenstellung für Allergien, Herz-Kreislauf-Erkrankungen und viele andere Krankheiten findet schon im Mutterleib statt und spielt nicht nur für die nächste, sondern auch für die übernächste Generation eine Rolle. Über das eigene Leben hinaus, lässt sich genetisch beeinflussbaren Krankheiten bei unseren Kindern und Kindeskindern vorbeugen. Die Ernährung der Mutter beeinflusst in der Schwangerschaft die Epigenetik des Kindes. In diesem Zusammenhang sind Methionin, Cholin, Pyridoxin, Folsäure, Vitamin B12 und Zink wichtig, die alle in Moringa zu finden sind. Eine bessere Zukunft, einen besseren Start ins Leben als mit Moringa können wir unserem Nachwuchs nicht bieten. In der Schwangerschaft und Stillzeit bauen sich auch Milliarden Zellen für das Kind auf. Heißhungerattacken in der Schwangerschaft deuten oft auf einen akuten Vitalstoffmangel hin und müssen unbedingt ernst genommen werden. Werdende Mütter, die Moringa essen, kennen solche Mangelzustände nicht.

Nach neun Wochen sind alle wichtigen Organsysteme des Neugeborenen vorhanden. Das Fehlen von Mikronährstoffen wie Folsäure und Zink während dieser heiklen Zeitspanne kann die Entwicklung beeinträchtigen und zu Geburtsfehlern oder Fehlgeburten führen. Kinder mit zu geringem Geburtsgewicht sind kränklicher als normalgewichtige Babys und leiden im Lauf ihres Lebens auch öfter unter chronischen Gesundheitsproblemen.

Moringa als „mother's best friend" in Entwicklungsländern

Hebammen in Afrika kochen Tee aus Moringa-Blättern, um die Milchproduktion von laktierenden Müttern zu steigern. Der Milchbildungstee, den man bei uns in der Apotheke bekommt, schmeckt scheußlich. Ich empfehle, auf Moringa-Blätter-Tee umzusteigen, der hervorragend und leicht süßlich schmeckt. Eine Doppelblindstudie mit schwangeren Frauen in einem Krankenhaus „Ospital ng Makati" auf den Philippinen ergab, dass sich bei einer täglichen Gabe von dreimal 2 Kapseln à 350mg Moringa-Blattpulver vor der Geburt, die Milchproduktion gegenüber der Placebogruppe in den ersten zwei Tagen nach der Geburt mehr als verdoppelte.

Eine Studie der Belfort State Clinic in Ziguinchor im Senegal untersuchte die Wirkung von Moringa-Pulver auf 320 schwangere Frauen. Bei 25g Moringa-Pulver täglich, über sechs Wochen verabreicht, verschwand die Blutarmut vieler Frauen. Moringa gehört zu den eisenhaltigsten Lebensmitteln.

Das Geburtsgewicht der Neugeborenen war überdurchschnittlich und genauso normal wie in den Industrieländern, obwohl im Senegal im Durchschnitt 15% der Kinder untergewichtig geboren werden.

In dem Projekt „Mother and Child Health" im Senegal wird Moringa-Pulver an Schwangere, stillende Mütter und Kleinkinder augegeben. Selbst bei Müttern, die nicht genug Milch zum Stillen ihrer Kinder hatten, setzte die Milchproduktion ein, und alle Kinder entwickeln sich prächtig. Moringa hat schon vielen Babys und Kindern in Entwicklungsländern das Leben gerettet. Dr. Lowell Fuglie dokumentierte zahlreiche Mutter-Kind-Projekte. Eine Mutter, Maissata, berichtet: „Meine Übelkeit verschwand und ich bildete genug Milch für mein Baby. Ich fühlte mich viel gesünder und sowohl mein Baby als auch ich nahmen zu." Ihr Baby wog bei der Geburt nur 1.600 Gramm, und niemand erwartete, dass es überleben würde. Weitere Organisationen, die in Entwicklungsländern mit Moringa das Überleben von Mutter und Kind sichern, sind „Trees for Life", ECHO (Educational Concerns for Hunger Organization) und NCC (National Council of Churches). Um viele Krankenhäuser in Afrika und Südamerika werden bereits Moringa-Bäume gepflanzt.

Warum langes Stillen das Beste fürs Kind ist

Stillen ist das Beste für das Kind. Ärzte und Hebammen empfehlen, sechs Monate, am besten sogar neun Monate lang zu stillen. Gestillte Kinder sind dank der Fettsäuren in der Muttermilch intelligenter, ihr Immunsystem ist stärker, sie bekommen weniger oft Allergien und Asthma, und ihre Verdauung funktioniert besser, weil der Darm mit den richtigen Bakterien wie Acidophilus und Bifidus besiedelt wird. Für die bessere Gehirnentwicklung von Still-Kindern ist die DHA-Fettsäure verantwortlich. Auch das Cholin in der Muttermilch ist wichtig für eine optimale, schnelle Reaktionszeit von Gehirnzellen und verbessert langfristig das Gedächtnis.

Moringa verbessert die Qualität der Muttermilch

Moringa verhilft nicht nur zu mehr Muttermilch, sondern durch seine einzigartige Nährstoffdichte verbessert es auch ihre Qualität. Der Nährstoffbedarf in der Stillzeit ist höher als in jedem anderen Abschnitt im Leben einer Frau. Ein gesunder Säugling verdoppelt in den ersten vier bis sechs Monaten sein Gewicht. Der Bedarf an Vitaminen und Mineralstoffen ist jetzt zu 50 bis 100% höher als vor der Schwangerschaft. So gibt eine Stillende 10g Kalzium pro Monat an die Muttermilch ab. Die gelbliche Färbung der Vormilch Colostrum kommt vom hohen Beta-Karotin-Gehalt.

Dieses Vitamin schützt das Neugeborene während des ersten Lebensabschnitts vor oxidationsbedingten Schäden. Moringa ist eine der Beta-Karotin-reichsten Quellen, die es gibt. Die Immunproteine im Colostrum legen sich wie eine Decke über die Darmwand des Babys und schützen es vor Infektionen. Wie wir wissen, ist Moringa eine erstklassige Proteinquelle.

Etwa ein Drittel der Fette in der Muttermilch stammt direkt aus der Ernährung der Mutter. Das zeigt, wie wichtig es ist, dass eine stillende Frau möglichst keine gehärteten und oxidierten Fette aus industriell verarbeiteter Nahrung, so genannte Transfettsäuren, zu sich nimmt. Moringa ist eine gute Quelle von Fettsäuren, vor allem Behen-Öl, das wertvolle Fettsäuren wie Linolensäure und Omega-3-Fettsäuren für eine optimale Gehirnentwicklung des Neugeborenen enthält. Während der Stillzeit muss die Mutter auch an ihre eigene Nährstoffversorgung denken. Nährstoffmangel während Schwangerschaft und Stillzeit kann zu postnataler Depression führen, wofür besonders ein Mangel an B-Vitaminen, Kalzium, Magnesium, Zink und Eisen ursächlich sein kann. Alle diese Vitalstoffe finden sich konzentriert in Moringa.

Während der Schwangerschaft und Stillzeit gehen, zuerst über die Nabelschnur und später durch die Muttermilch, die besten Nährstoffe an das Kind. Früher verloren Mütter in der Schwangerschaft wegen Kalziummangels einen Zahn; so hat meine Mutter während ihrer Zwillingsschwangerschaft für jeden von uns einen Zahn geopfert. Das kommt heute kaum noch vor, allerdings ist während der Stillzeit Haarausfall bei Müttern normal. Während der Schwangerschaft werden insgesamt 30 bis 40g Kalzium an den Fötus weitergegeben; der Bedarf an Kalzium ist bei Frauen während der Schwangerschaft doppelt so hoch wie vorher. Das gilt auch für den Eisenbedarf, der bei etwa 30mg pro Tag liegt. Moringa enthält Rekordmengen von Kalzium und Eisen.

Für die Natur hat der Nachwuchs den Vorrang. Daher ist es sehr wichtig, dass sich die Mutter während Schwangerschaft und Stillzeit, am besten natürlich schon vor der Schwangerschaft, optimal ernährt. Es ist naturwidrig, dass sich werdende Mütter mit Übelkeit und Energiemangel plagen und wegen Erschöpfung und Überforderung durch Vitalstoffmangel oft mit dem Stillen aufhören. Auch der Vater in spe sollte spätestens zu Beginn der Familienplanung Moringa essen, da die Samenqualität in den letzten Jahrzehnten kontinuierlich zurückgegangen ist.

Schwangerschaftsvergiftung, eine Folge von Vitalstoffmangel?

Dr. Adelle Davis schrieb in ihrem Buch „Wir wollen gesunde Kinder", dass Schwangerschaftsvergiftungen, wovon fünf bis zehn Prozent der Schwangeren betroffen sind, mit Vitalstoffmangel zusammenhängt. Symptome sind hoher Blutdruck, Ödeme, Eiweißausscheidung über den Urin, Sehstörungen, Unruhe, Krampfanfälle, Schwangerendiabetes und Bewusstseinsverlust. Eine Blutvergiftung kann für Mutter und Fötus tödlich sein. Es kommt oft zu einer Frühgeburt. Eine schlechte Versorgung mit Kalzium oder Zink verschärft die Gefahr einer Schwangerschaftsvergiftung. Der Fötus schickt bestimmte Hormone aus, die bei der Mutter eine stärkere Nährstoffzufuhr auslösen. Wenn sich dadurch unter anderem der Blutdruck erhöht, fließen mehr Vitalstoffe über den Mutterkuchen zum Fötus. Moringa bietet die Lösung. Es gibt kaum ein Lebensmittel, das mehr Eisen und Folsäure aufweist, und bei Beta-Karotin, Kalzium und Antioxidantien.hält Moringa den Weltrekord Vierzig Prozent der schwangeren Frauen sind mit Eisen, neunzig Prozent mit Folsäure unterversorgt, und das bei uns. Werdende Mütter brauchen mehr als doppelt so viel Folsäure wie nicht schwangere Frauen. Der Bedarf an Vitamin A ist in der Schwangerschaft um fünfzig Prozent erhöht, und für die Vormilch werden extrem viele Antioxidantien, Vitamin E und Beta-Karotin benötigt.

Der Kalziumbedarf steigt in Schwangerschaft und Stillzeit stark an. Dasselbe gilt für Zink, dessen Bedarf bei Schwangeren um fünfzig Prozent höher ist, weil Zink dringend für die Zellbildung benötigt wird. Der Proteinbedarf ist im ersten Drittel der Schwangerschaft um zehn Gramm, im zweiten Drittel um dreißig Gramm höher. In der zweiten Schwangerschaftshälfte verdoppelt sich der Proteinbedarf im Vergleich zum Zustand vor der Schwangerschaft. Im Moringa-Blattpulver beträgt der Eiweißgehalt fast 45 Prozent. Alle essenziellen Aminosäuren sind in ausgewogenem Profil vorhanden, das heißt, es entspricht dem, was der menschliche Organismus benötigt. Insgesamt kann man sagen, dass Nahrungsergänzungen während der Schwangerschaft und Stillzeit eine gesunde, vitalstoffreiche Ernährung nicht ersetzen können. Viele Supplemente für Schwangere enthalten höhere Dosen an Eisen und Folsäure, was jedoch die Aufnahmefähigkeit des Körpers für Zink vermindert, und Zinkmangel erhöht das Risiko für Komplikationen in der Schwangerschaft. Angesichts der immer dramatischeren Vitalstoffdefizite in unseren Lebensmitteln und des extrem hohen Bedarfs an Vitalstoffen während der Schwangerschaft und Stillzeit ist die Powerpflanze Moringa die gesunde Lösung für Mutter und Kind.

Moringa zur Entgiftung, zum Abnehmen und für eine gesunde Verdauung

Der Darm ist die Wurzel der Pflanze Mensch

Unsere Vorfahren haben einmal im Jahr gefastet oder wenig gegessen, und zum Ende des Winters war bei den meisten Schmalhans Küchenmeister. Noch immer sind wir genetisch auf diese Fastenzeiten programmiert. Unser Körper packt zu viele (Fett-)Reserven auf Halde, weil er noch immer denkt, es könnten Notzeiten kommen. Diäten führen zum Jo-Jo-Effekt: Der Körper wertet die Nahrung noch besser aus. Erfolgreiches Gewichtsmanagement ist nur durch gesunde Ernährung möglich, möglichst in Kombination mit sportlicher Betätigung.

Einmal im Jahr in den Urlaub zu fahren, ist für uns selbstverständlich. Dass auch unser Darm einmal im Jahr Urlaub, das heißt Schonung, braucht, um sich zu regenerieren und sich zu reinigen, daran denken wir nicht. Vier Stunden braucht der Darm für die Selbstreinigung zwischen den Mahlzeiten. Viele Menschen sind aber fast pausenlos am Futtern, ein Snack liegt immer in Greifweite. So verschlackt der Darm immer mehr, und so können wir noch nicht einmal die wenigen Vitalstoffe, die noch in den Lebensmitteln zu finden sind, optimal verwerten.

Der berühmte Darmspezialist Franz Xaver Mayr sagte: *„Der Tod sitzt im Darm“*, und: *„Der Darm ist die Wurzel der Pflanze Mensch“*. Wenn die Verdauung nicht richtig funktioniert, werden alle Organe schlecht versorgt, das Immunsystem ist geschwächt, die Entschlackung funktioniert nur schleppend, und auch unsere Psyche leidet. Weißt Du, dass etwa achtzig Prozent unseres Immunsystems im Darm angesiedelt ist? Sechzig Prozent der über 60-jährigen Frauen nehmen regelmäßig Abführmittel ein. Abführmittel sind Mineralienräuber. Wir brauchen aber Mineralien, damit im Darm der Tonus, die Darmspannung, aufrechterhalten und der Darminhalt zügig weiter transportiert wird. Mit Abführmitteln schlittern wir jedoch immer mehr in die Darmträgheit.

Die Hauptursachen von Verstopfung sind unzureichende Bewegung - die den Darm massieren würde - und ein Mangel an Ballast- oder Faserstoffen. Unsere Vorfahren in der Steinzeit nahmen täglich rund sechzig Gramm Faserstoffe zu sich, der moderne Mensch aber nur noch fünfzehn Gramm! Das ist viel zu wenig Futter für die etwa achtzig Billionen Darmbakterien, die jeder Mensch im Darm hat und die etwa 1,3 Kilogramm unseres Körpergewichtes ausmachen. Wir lassen also unsere lieben Helfer und Helfershelfer, welche die Nahrung verstoffwechseln und unser Immunsystem stärken, am langen Arm verhungern. Gleichzeitig erhöhen die Faserstoffe das Darmvolumen und sorgen für eine zügige Darmpassage. Außerdem nehmen sie Darmgifte auf, ähnlich wie ein Löschpapier oder ein Schwamm, und transportieren sie hinaus. Darmbakterien regulieren auch den Blutzuckerspiegel.

Moringa für eine gesunde Darmflora

Die Deutsche Gesellschaft für Ernährung propagiert, täglich mindestens dreißig Gramm Faserstoffe zu sich zu nehmen. Ideal wären sechzig Gramm, wie es für unsere Vorfahren noch selbstverständlich war. In Moringa findet sich eine Fülle von Faserstoffen. Darmgesundheit ist wichtig: Nur eine gesunde Darmflora kann Vitamin B12 herstellen. Moringa sorgt für eine gesunde Besiedelung des Darms und enthält selbst Vitamin B12! Dieses Vitamin ist vor allem für die Blutbildung und für das Immunsystem wichtig. Ist der Darm chronisch entzündet, kann dies die Passage von Vitamin B12 durch die Darmschleimhaut in die Blutbahn behindern. Mit Moringa-Pulver sanieren wir unseren Verdauungstrakt. Nur ein gesunder Darm kann den Körper erfolgreich entgiften. Zahlreiche Studien belegen, dass besonders Moringa-Blatt und -Pulver Darminfektionen und Magen-Darmgrippe erfolgreich ausheilen und sogar bei Bakterienbefall mit Kolibakterien oder dem Hefepilz Candida albicans helfen, diese krankmachenden Keime und Pilze zu bekämpfen.

Mit Moringa ins Säure-Basen-Gleichgewicht

Unsere Nahrung ist säureüberschüssig. Wer sich dann noch zu wenig bewegt und viel Stress hat, übersäuert noch mehr und leidet unter Azidose. Alle Körperfunktionen sind von einem bestimmten pH- oder Säurewert abhängig. Durch Übersäuerung werden sie beeinträchtigt, und wir reagieren dann auch psychisch sauer, genervt und gereizt. Wir sind schnell überfordert. Irgendwann erwartet uns die totale Erschöpfung oder vegetative Dystonie. Wenn der Körper zur Abpufferung von Säuren Kalzium aus den Knochen löst, führt das zur gefürchteten Osteoporose oder Knochenerweichung. Wirbel brechen ein oder der Hüftknochen bricht. Auch Haarausfall hängt mit Übersäuerung zusammen. Der Mineralstoffvorrat an den Haarwurzeln wird aufgebraucht und unsere Haare „verhungern".

Es gibt viele Krankheiten wie Gicht oder Rheuma, aber auch Krebs, die nur auf einem „sauren Boden" gedeihen, das heißt, bei einer Übersäuerung des Organismus. Bringt man den Körper wieder ins Säure-Basen-Gleichgewicht, beseitigt man die Ursachen. Da Stress ein großer Säurebildner ist, empfehle ich stressreduzierende Methoden wie die „Fünf Tibeter“, Meditation oder das authentische Reiki. Auch unsere Verdauung, ob im Magen, Dünn- oder Dickdarm, ist von einem ganz bestimmten, stabilen pH-Wert abhängig. Enzyme arbeiten in einem pH-Optimum. Sinkt der pH-Wert aufgrund von Übersäuerung, sinkt seine Fähigkeit, den Körper zu entgiften, die Verdauung zu steuern, die Hormonausschüttung zu regeln oder Viren und Bakterien in Schach zu halten. Moringa-Pulver enthält extrem viele Mineralstoffe wie Kalium, Kalzium, Magnesium und Eisen und ist daher ideal, um uns wieder ins Säure-Basen-Gleichgewicht zu bringen. Damit sind wir auch psychisch wieder im Lot. Deshalb ist diese Pflanze das Mittel, trotz unserer säurebetonten Lebensweise wieder in die Balance zu kommen, körperlich wie psychisch.

Mit Moringa die Leber entgiften

Mit mehr als sechshundert verschiedenen Aufgaben ist unsere Leber das vielfältigste Organ, das wir haben. Zu diesen Aufgaben gehört das Recycling von roten Blutkörperchen und die Speicherung von Vitamin K, das zur Blutgerinnung und Wundheilung wichtig ist. Vor allem aber entgiftet unsere Leber Umweltgifte und die Zusatzstoffe unserer Nahrungsmittel. Der „Müll“, der in unseren Körper gelangt, wird in der Leber umgebaut und damit „entschärft“.

Heutzutage haben wir leider mit viel mehr Fremdstoffen zu tun als unsere Vorfahren. Jährlich werden mehr als 10.000 neue chemische Verbindungen auf uns losgelassen, mit denen die Leber klarkommen muss. Daher ist sie bei den meisten Erwachsenen schon vergrößert und verhärtet. Früher sprach man von Alkoholleber, weil nur Alkoholiker eine harte Leber hatten, die unterm Rippenbogen zu ertasten war. Heute haben auch Menschen, die überhaupt keinen Tropfen Alkohol anrühren, eine solche Leber. Verantwortlich dafür sind Umweltgifte und Schädlingsbekämpfungsmittel, zu viel Cholesterin in Fastfood, chemische Zusatzstoffe in unserer Nahrung, wie Farbstoffe, Geschmacksverstärker und Konservierungsstoffe, Alkohol, Kortison und andere Medikamente sowie Abfallstoffe, die im Zuge von Erkrankungen wie Infektionen, Entzündungen oder Diabetes entstehen.

Etwa dreißig Prozent der Bevölkerung hat eine so genannte Fettleber, bei dauerhaft Übergewichtigen und Diabetikern liegt der Prozentsatz sogar bei mehr als fünfzig Prozent. Eine Fettleber, die mit einer Fettschicht überzogen ist, kann ihre Aufgaben wie Nährstoffverwertung, Entgiftung, Blutgerinnung, Hormonregulierung sowie Herstellung von Gallensäuren und Bluteiweißen nicht mehr befriedigend erfüllen. Menschen mit einer Fettleber erkranken überdurchschnittlich häufig an Diabetes und Herzinfarkt.

In der Leber finden sich keine Schmerzrezeptoren, so dass wir bei Überforderung der Leber keine Schmerzen spüren. „Der Schmerz der Leber ist die Müdigkeit", heißt es deshalb. Wenn wir ständig erschöpft oder depressiv sind oder das Weiße im Auge schon gelblich geworden ist, sollten wir unbedingt unsere Leberwerte kontrollieren lassen!

Moringa, für die Leber ein Geschenk von Mutter Natur

Wie unterstützt Moringa unsere Leber bei ihren lebenswichtigen Aufgaben? Seine Bitterstoffe regen die Fettverdauung an und bauen Fettablagerungen und Übergewicht ab. Die Faserstoffe stärken die Darmflora, so dass weniger leberschädigende Darmgase entstehen. Durch die Mineralstoffe in Moringa wird der Organismus von Stoffwechselsäuren befreit, die sonst die Leber belasten. Moringa-Proteine wie Methionin und Cholin helfen, die Leber zu entgiften und zu entfetten. Mangan bindet überschüssiges Fett in Stoffwechselprozesse ein. Zink baut Alkohol schneller ab. Selen und Schwefel, ebenfalls in Moringa vorhanden, schützen die Leber vor freien Radikalen und Zellgiften. Chrom optimiert die Wirkung von Insulin und verhindert, dass zu viel Zucker in Fett umgewandelt wird und die Leber belastet. Die B-Vitamine bauen Giftstoffe, Zucker und Alkohol ab und entlasten dadurch die Leber. Auch die Omega-Fettsäuren helfen der Leber, indem sie den Cholesterinwert senken. Vitamin E schützt die Leber, da es verhindert, dass Fette oxidieren. Moringa hält den Glutathionspiegel hoch. Glutathion schützt die Leberzellen vor freien Radikalen.

In einer Studie aus dem Jahr 2008 an der Universität Putra in Malaysia wurde nachgewiesen, dass Moringa-Blätter bei Ratten Leberschäden durch das Schmerzmittel Paracetamol verhindern konnten. Weitere Studien belegen, dass Moringa-Blatt-Extrakt die Leber vor Schäden durch Antituberkulosemedikamente schützt, sogar vor Strahlenschäden und natürlich auch vor Schäden durch Alkoholmissbrauch.

Mit Moringa sein Idealgewicht erreichen und halten

Mittlerweile sind mehr als fünfzig Prozent der US-Amerikaner fettsüchtig; hierzulande sind etwa sechzig Prozent der Erwachsenen übergewichtig, davon etwa zwanzig Prozent fettsüchtig. Damit einher geht eine große Gefahr, an Herz-Kreislauf-Erkrankungen, Krebs oder Diabetes zu erkranken. Die Lebenserwartung ist reduziert und die Lebensqualität beeinträchtigt. Oft sind dicke Menschen sozial ausgegrenzt und stigmatisiert oder sind für ihren Wunschpartner nicht attraktiv. Wir verhungern an vollen Töpfen, das heißt, viele Menschen futtern hauptsächlich leere Kalorien in Form von Zuckerhaltigem, Fastfood, Softdrinks oder Weißmehlprodukten. Weil diese Nahrungsmittel kaum Vitalstoffe enthalten, schreit ihr Körper nach immer mehr. Diese Menschen sind nie wirklich satt und zufrieden und werden wegen des stark schwankenden Blutzuckerspiegels häufig zu Opfern von Heißhungerattacken.

Moringa weist eine beispiellose Vitalstoffdichte bei sehr geringer Kaloriezufuhr auf. Wer Moringa isst, hat weniger Appetit. Das Eiweiß in Moringa sorgt dafür, dass die Muskelmasse erhalten bleibt. Mineralstoffe wie Chrom und Zink stabilisieren den Blutzuckerspiegel trotz Gewichtsabnahme. Die Energiegewinnung und Sauerstoffversorgung bei sportlicher Betätigung werden optimiert. Daher macht Sport mehr Freude. Bitterstoffe in Moringa feuern die Verdauung an und optimieren die Fettverdauung. Dadurch werden Enzyme aktiviert, die das Fett aus der Nahrung schneller verbrennen, gleichzeitig den Appetit dämpfen und schneller einen Sättigungsreflex auslösen. Moringa feuert den Stoffwechsel an.

Moringa - auch für Senioren ein Segen

„In der ersten Hälfte unseres Lebens opfern wir unsere Gesundheit, um Geld zu erwerben, in der zweiten Hälfte opfern wir unser Geld, um die Gesundheit wieder zu erlangen."

- Voltaire

Wenn mein 92-jähriger Vater gefragt wird: „Wie geht es Dir?", antwortet er: „Gut, wenn ich die Alternative bedenke", und hat die Lacher auf seiner Seite. Alt werden will jeder, alt sein die wenigsten. Mein Vater erfreut sich einer guten Lebensqualität; er lebt noch unabhängig und autark, weil er auf seine alten Tage die gesunde Ernährung entdeckt und sich schon immer sportlich betätigt hat, ganz nach dem Motto: „Wer rastet, der rostet." Täglich macht er Klimmzüge, radelt auf seinem Hometrainer und geht sogar zum Kieser-Training für Muskelaufbau. Er isst bewusst und nimmt auch natürliche Nahrungsergänzungen wie AFA-Algen und neuerdings Moringa zu sich. Bewusst verzichtet er auf synthetische Nahrungsergänzungen oder Monopräparate. Geistig ist er so fit, dass er im Rahmen des Zeitzeugen-Programms Vorträge in Schulen hält und letztes Jahr sogar seine Autobiographie „Ein Leben zwischen Krieg und Frieden“ herausgegeben hat.

Der Dichter Eugen Roth schrieb einmal:
„Was bringt den Doktor um sein Brot?
A) die Gesundheit, B) der Tod.
Drum hält der Arzt, auf dass er lebe,
uns zwischen beiden in der Schwebe.“

Diese Schwebe kostet den deutschen Sozialversicherten jährlich etwa 280 Milliarden Euro und liegt damit in einer ähnlichen Größenordnung wie der gesamte Bundeshaushalt. Wenn Du auf Aspirin schwörst, meinst Du, Deinem Körper fehle Aspirin? Medikamente mit ihren oft bedenklichen Begleiterscheinungen werden niemals Deine armselige Gesundheit wiederherstellen, wenn die Ursache dafür eine armselige Nahrungsauswahl ist. Im Gegenteil, die meisten Medikamente sind Vitalstoffräuber und verschlechtern damit noch die Nährstoffversorgung.

Senioren brauchen mehr Vitalstoffe

Wer will das nicht, alt werden bei voller Lebensqualität, seinen Lebensabend in vollen Zügen genießen und nicht an Krankheiten, sondern an Altersschwäche sterben und nach einem erfüllten Leben friedlich einschlafen? Dafür ist eine gesunde Einstellung mit Humor und Optimismus nötig, aber auch eine gesunde Ernährung. Schon Menschen im mittleren Lebensalter und erst recht Senioren brauchen mehr Vitalstoffe als jüngere Menschen, weil Enzymaktivität und -bildung nachlassen und die Aufnahme der Nährstoffe durch den Darm ebenfalls. Das Immunsystem braucht mehr Nährstoffe, weil es sich mit Krankheiten, Beschwerden und Alterungsprozessen beschäftigen muss. Wichtig ist, für eine gesunde Zellbildung zu sorgen. Nur eine vitale Mutterzelle kann sich erfolgreich in gesunden Tochterzellen fortpflanzen. Kranke Zellen dürfen sich nicht mehr vermehren, sie müssen eliminiert, aus dem Verkehr gezogen werden. Dafür verfügt unser Körper eigens über einen besonderen Mechanismus, die Apoptose. In jeder Sekunde finden in einer einzigen Körperzelle über 50.000 Reaktionen statt. Ebenfalls pro Sekunde werden 20.000 chemische Verbindungen neu hergestellt. Täglich erneuern sich rund 600 Millionen Zellen. Über unsere Ernährung entscheiden wir direkt über die Qualität unserer zukünftigen Körperzellen und damit über Gesundheit, Lebensqualität und langes Leben.

Wissenschaftler wie Professor Dr. Heinz Liesen, Präventiv- und Sportmediziner, schlagen Alarm: *„Wir müssen davon ausgehen, dass mehr als zwei Drittel aller Deutschen ab 50, 55 Jahren zunehmend an subklinischen Mangelzuständen leiden. Die Menschen sind noch nicht krank, aber das Immunsystem ist geschwächt. Sie leiden an ständiger Müdigkeit, Konzentrationsschwäche, Schlafstörungen. Regeneration findet nicht mehr statt. Es mangelt an Vitaminen, Spurenelementen, Mineralien wie Magnesium, Zink, Selen, Vitamin E. Die Liste ist endlos lang."* (aus: „Unsere Ernährung deckt nicht den Vitaminbedarf", Welt am Sonntag vom 24.8.1997). An der Universität Heidelberg, so der Artikel weiter, wurde der Ernährungszustand von 300 Achtzigjährigen untersucht. Das Ergebnis war niederschmetternd. Zwei Drittel von ihnen litten unter Vitaminmangel - vor allem fehlte es an Vitamin A und C. Von den Mangelpatienten starben in den folgenden drei Jahren doppelt so viele, wie von denen, die ausreichend mit Vitaminen versorgt waren. Moringa ist ein Füllhorn an Vitaminen und zeichnet sich besonders durch seine hohe Vitamin-A- und Vitamin-C-Konzentration aus.

Ein Supernahrungsmittel wie Moringa ist für Senioren ideal, weil es ein natürliches Vitalstoffkonzentrat von Mutter Natur darstellt, das vom Körper optimal verwertet und verarbeitet wird.

Vorsicht bei Präparaten aus dem Labor

Nährstoffe aus dem Chemielabor belasten den Organismus und einige wie Beta-Karotin können sogar toxisch wirken, wie unter anderem die CARET-Studie und andere Untersuchungen belegen. Dosiert man künstliche Vitamine zu hoch, agieren sie wie freie Radikale und greifen unseren Organismus an, statt ihm zu helfen. Künstliche Nährstoffe kann unser Organismus nicht „entziffern". Die Natur ist durch nichts zu verbessern.

Fünf Millionen Deutsche leiden unter Gichtattacken, acht Millionen unter Diabetes und vier Millionen unter Depressionen; dreißig Millionen haben eine Venenschwäche; jedes Jahr sterben 200.000 Deutsche an Krebs; zehn Millionen leiden an Migräne und Kopfschmerzen, acht Millionen an Osteoporose, zwanzig Millionen an Rheuma; jeder zweite Deutsche hat Rückenschmerzen; ein Viertel der Erwachsenen nimmt Schlaftabletten; zwanzig Millionen kämpfen mit immer wiederkehrenden Schmerzen; und fünf Millionen Frauen nehmen künstliche Hormone gegen Wechseljahresbeschwerden. Über dreißig Prozent der über 85-jährigen leiden unter Demenz und Alzheimer. Falsche Ernährung - Nährstoffmangel, übermäßiger Konsum von ungesunden Fetten und Alkohol - tragen bis zur Hälfte zur Entstehung solcher Beschwerden bei. Ich finde diese Zahlen erschreckend. Hinzu kommt, dass praktisch alle Krankheiten Vitalstoffräuber sind, und Medikamente erst recht. Wenn ein Vitalstoffdefizit Ursache einer Krankheit ist, wird die Vitalstofflage im Organismus immer katastrophaler. Ganz abgesehen davon, dass Medikamente natürlich noch weitere, oft erhebliche, unerwünschte Nebenwirkungen verursachen.

Unsere Böden sind ausgelaugt, der konventionelle Landbau entwertet unsere Lebensmittel und Transport und Verarbeitung geben den Lebensmitteln den Rest, was gesundheitsfördernde Inhaltsstoffe betrifft. Wer statt Frischkost aus biologischem Anbau Fertigprodukte und Mahlzeiten aus der Mikrowelle zu sich nimmt, wird über kurz oder lang unter subklinischen Mangelzuständen leiden, welche die Entstehung von Krankheiten und Alterungserscheinungen fördern.

Warum Moringa gerade im Alter ein Segen ist

Senioren leiden oft unter einem Vitamin B-Mangel. Besonders der Vitamin-B12-Spiegel ist niedrig, aber auch Vitamin B6 und Folsäure fehlen. Ältere Menschen können diese Vitamine weniger gut aufnehmen. Ein Viertel der älteren Menschen ist mit Vitamin C unterversorgt. Ein Mangel an Vitamin C und Vitamin B6 schwächt das Immunsystem. Diese Vitamine sind in Moringa reichlich vorhanden. Auch ein Vitamin A-Mangel betrifft viele Senioren und damit einhergehend Augenprobleme. Vitamin-A-Präparate sind gefährlich, weil der Vitamin-A-Stoffwechsel in der Leber im Alter nicht mehr optimal funktioniert und Vitamin A überdosiert werden kann. Moringa enthält nur die Vorstufen von Vitamin A, Beta-Karotine, aus denen der Körper nach Bedarf Vitamin A herstellt. Männer und Frauen sollten täglich 1.200mg Kalzium zu sich nehmen; bei Frauen jenseits der 65 sind es aber lediglich 550mg, bei Männern über 65 sind es 700mg. Hinzu kommt, dass die Aufnahmefähigkeit des Darms für Kalzium im Alter abnimmt. Osteoporose und daraus resultierende Oberschenkelhalsbrüche sind häufige Probleme im Alter. Moringa ist eine der besten Kalziumquellen überhaupt, weil das Kalzium in dieser Pflanze wie auch alle anderen Elemente gut bioverfügbar ist.

Ältere Menschen haben auch einen erhöhten Bedarf der Mineralien Zink, Magnesium, Kalium, Selen und Chrom. Mängel an Zink und Selen schwächen das Immunsystem, Zinkmangel führt außerdem zu verzögerter Wundheilung. Für die geistige Leistungsfähigkeit auch im hohen Alter sind neben Niacin, Vitamin E, Vitamin C, Eisen und Riboflavin die Vitamine B6, B12 und Folsäure wichtig. Auch auf die Gefahr hin, Dich jetzt zu langweilen: Alle diese Stoffe finden wir reichlich in Moringa!

Professor Louis M. De Bruin von „Moringa Tree of Life", einer gemeinnützigen Organisation zur Verbesserung der Ernährungslage in unterentwickelten Ländern, schreibt: *„Moringa ist für Menschen jeden Alters gut und vor allem auch für alte Menschen, die ihre Wachsamkeit und Agilität verlieren."* Für den Ausgleich von altersbedingter schlechterer Nährstoffaufnahme, als Quelle für Antioxidantien, als Schutz vor Alterungserscheinungen, für die Unterstützung des Immunsystems, der Sauerstoffversorgung im Gewebe und eine gute Durchblutung sowie für den Erhalt der Knochengesundheit sind die Vitalstoffe in Moringa ideal. Komm mit Moringa auf die sichere Seite, damit Du auch im hohen Alter wie mein Vater Witze übers Altern machen kannst.

Moringa - gut für Sport und Ausdauer

„Moringa ist eines der geheimsten leistungssteigernden Produkte für Sportler."

- Professor Louis M. De Bruin von der gemeinnützigen Organisation „Moringa Tree of Life"

Zwei Drittel der Deutschen pflegen einen sitzenden Lebensstil. Im Englischen bezeichnet man dies als „coach potatoes", Bewegungsmuffel, die sich nicht ohne Notwendigkeit vom Sofa erheben wollen. Der Durchschnittsdeutsche legt nur noch etwa achthundert Meter täglich zu Fuß zurück. Unsere Vorfahren in der Steinzeit waren täglich zwanzig bis dreißig Kilometer unterwegs, das entspricht einem Halbmarathon. Genetisch betrachtet leben wir immer noch in der Steinzeit; wir sind „Lauftiere". Für unsere Vorfahren fiel schlicht eine Mahlzeit aus, wenn sie keine Lust hatten, sich zu bewegen. „You have to earn your meal" („Du musst Dir dein Essen verdienen"), heißt es deshalb in amerikanischen Rohkostkreisen.

Wir sind von Natur aus Läufer, so Thilo Spahl in seinem Buch „Die Steinzeit steckt uns in den Knochen", das 2010 zum Wissenschaftsbuch des Jahres gekürt wurde. Vor der Erfindung des Bürojobs waren praktisch alle Menschen und unsere tierischen Vorläufer Hunderte von Millionen Jahren täglich körperlich aktiv. Heute sind wir jedoch körperlich unterfordert. Studien ergaben, dass Ausdauersport das Gehirn vergrößert. Die Schrumpfung des Hippocampus, einer der Faktoren für Demenzerkrankungen, wird gestoppt. Moderate Bewegung von einer Viertelstunde täglich erhöht die Lebenserwartung um drei volle Jahre! (Siehe die Beiträge „Mensch lebt nicht mehr artgerecht", „Ausdauersport vergrößert Gehirn" und „Täglich Sport hilft" im Internet unter www.n-tv.de/wissen).

„Sport ist Mord", sagte Winston Churchill. Doch er hielt sich selbst nicht an diesen Spruch, sondern bewegte sich regelmäßig. Dr. Strunz, der Fitnesspapst, fand heraus, dass sich bei dreimal vierzig Minuten Ausdauertraining pro Woche die Anzahl der Mitochondrien versechsfacht. Menschen, die sich regelmäßig bewegen, können mit Stress und Belastungen viel besser umgehen als ihre unsportlichen Mitmenschen. Sport wirkt außerdem stimmungsaufhellend und stärkt das Selbstbewusstsein. Die altersbedingte Demineralisierung von Knochen wird durch Geräte- und Ausdauertraining verlangsamt. Da der Herzmuskel durch Sport gestärkt wird, wird dadurch die Gefahr von Herzkrankheiten reduziert. Ich selbst mache täglich die Fünf Tibeter, gehe zwei Mal die Woche zum Gerätetraining ins Kieser-Studio und jogge fast täglich.

Sport fördert Radikalenbildung

Viele Menschen, die sich sportlich betätigen, wissen nicht, dass sie mehr Nährstoffe benötigen und sportliche Betätigung zur vermehrten Produktion von freien Radikalen führt. Damit steigt der Bedarf an Antioxidantien. Es wird geschätzt, dass neunzig Prozent aller Krankheiten durch oxidativen Stress, durch die schädlichen Einwirkungen der aggressiven Sauerstoffradikale auf die Zellen entstehen. Altern kann auch als Summe aller Reaktionen der freien Radikale in den Zellen und im Gewebe verstanden werden. Risikogruppen für oxidativen Stress sind unter anderem Freizeit- und Berufssportler. Bei Leistungssportlern ist oxidativer Stress der gesundheitliche Feind Nr. 1. Im Laufe einer sportlichen Trainingseinheit können die so genannten Carr-Einheiten (ein Messwert für oxidativen Stress) auf 350 steigen. 350 Carr-Einheiten, einfach zu bestimmen durch einen Bluttest, bedeuten mittleren oxidativen Stress.

Viele Freizeitsportler trainieren nach der Devise: „No pain, no gain" - ohne Schmerz kein Gewinn. Das stimmt nicht. Viele überschätzen ihre Leistungsfähigkeit und gönnen sich zu wenige Ruhepausen zur Regeneration. Wissenschaftliche Studien zeigen, dass körperliches Training die Produktion von freien Radikalen im Körper erhöht. Daher wird auch Freizeitsportlern empfohlen, zusätzlich Antioxidantien einzunehmen.

Die vorbeugende Gabe von Antioxidantien vor Trainingseinheiten bei insgesamt 62 Spitzensportlern wie Marathonläufern und Radrennfahrern führte zu einer deutlichen Verminderung von freien Radikalen. Sportmediziner sind sich einig, dass Berufs- und Hobbysportler den Status der freien Radikale überwachen sollten, um Schäden durch oxidativen Stress zu vermeiden. Am besten nehmen sie natürliches Moringa-Pulver ein. Dann haben sie mit seinen 46 Antioxidantien in hoher Konzentration optimale Vorsorge getroffen.

Was sportlich aktive Menschen außerdem an Vitalstoffen brauchen
Regelmäßiges Training erhöht den Bedarf an Energie, Proteinen und Mikronährstoffen beträchtlich. Je nach Intensität und Dauer der sportlichen Betätigung und je nach Gewicht des Sportlers werden ver-mehrt Kalorien verbrannt. Eine Person, die 60kg wiegt, verbraucht bei einer Stunde joggen in mäßigem Tempo, das heißt bei 15km pro Stunde, etwa 750 Kalorien, jemand mit einem Gewicht von 90kg bereits 1.200 Kalorien. Der Körper greift beim Sport vor allem auf Fett und Kohlenhydrate zurück. Marathonläufer beziehen mehr als 75 Prozent ihrer Energie aus dem Fettstoffwechsel. Sprinter verbrauchen hauptsächlich Glukose aus ihren Muskeln. Wenn die Glukosereserven leer sind und der Körper auf Fettverbrennung umschalten muss, sind viele Sportler plötzlich erschöpft und ihnen wird schwindelig. Wer vermehrt kohlenhydratreiche Kost isst, kann umfangreichere Glukosedepots anlegen. Bei Sporttreibenden sollten sechzig bis siebzig Prozent der gesamten Kalorienzufuhr aus Kohlenhydraten bestehen. Auch dafür ist Moringa mit seinem hohen Kohlenhydratanteil ideal!

Sport ist eine schweißtreibende Angelegenheit. Schweiß enthält nicht nur Elektrolyte wie Natrium und Chlorid, sondern auch Mineralstoffe wie Zink und Vitamine wie Vitamin C. Bei der Energiegewinnung im Körper sind Vitamine wie Thiamin, Riboflavin, Niacin und Pantothensäure und Mineralien wie Eisen und Magnesium unerlässlich. Sportler haben während des Trainings einen höheren Bedarf an diesen Nährstoffen. Unter Sportlern ist Eisenmangel weit verbreitet. Fast die Hälfte aller Läuferinnen verfügt über zu wenige Eisenreserven, und auch zehn Prozent der männlichen Athleten leiden unter Eisenmangel. Darunter können Kraft und Ausdauer leiden. Moringa gehört zu den eisenreichsten Pflanzen der Welt und stellt ein Füllhorn an Mineralstoffen und Vitaminen dar. Während Nichtsportler nur 0,8 Gramm pro Kilogramm Körpergewicht an Proteinen benötigen, brauchen Menschen, die Ausdauertraining betreiben, 1,8 Gramm pro Kilogramm und Tag, also mehr als das Doppelte. Moringa liefert alle essenziellen Aminosäuren in einem günstigen Verhältnis für die Bildung neuer Muskeln.

Moringa ist eine der besten Quellen von hochwertigen Aminosäuren mit idealem Aminosäureprofil. Sportlern wird empfohlen, den Vitamin-B-Komplex hochdosiert zu ergänzen. Die B-Vitamine unterstützen den optimalen Energiestoffwechsel und die Verbrennung von Kohlenhydraten und Fetten. Moringa ist eine hervorragende Quelle von B-Vitaminen.

Als Empfehlung für Sportler gilt, mindestens ein Gramm Vitamin C täglich zu sich zu nehmen. Vitamin C verbessert die Fähigkeit der Muskeln, Fett zur Energiegewinnung zu verbrennen. Es gibt kein Gemüse, das mehr Vitamin C enthält als Moringa. Sportlern werden Mineralstoffe wie Eisen, Zink und Magnesium empfohlen, weil deren Mangel die sportliche Leistung beeinträchtigt. All dies finden wir in Moringa, und darüber hinaus auch noch Coenzym Q10, das die Energiebereitstellung in den Muskelzellen verbessert. Moringa ist daher die ideale lebendige Ernährungsgrundlage für Menschen, die in ihrer Freizeit oder beruflich Sport betreiben, ihre Fitness und Ausdauer verbessern und damit ihre Freude am Sport steigern wollen. Wenn Du vielleicht aus Bequemlichkeit bisher auf Sport verzichtet hast, iss eine Woche Moringa und probiere dann eine Sportart wie Nordic Walking, Schwimmen oder langsames Laufen aus. Finde eine Sportart, die Dir auch auf Dauer Spaß macht. Sich regen bringt Segen, schenkt Leben, Lebenskraft und Lebensfreude, vorausgesetzt wir ernähren uns optimal, was mit Moringa ein Kinderspiel ist.

Moringa in der Hautpflege und Kosmetik

„Es gibt viele Überlieferungen aus der Ayurveda-Medizin über Hautpflege mit Moringa-Produkten, die eine starke heilende Wirkung auf die Haut haben - insbesondere bei Hautentzündungen und Ausschlägen und auch ganz besonders bei Alterungserscheinungen der Haut."

Erwin Bruhns und Hans-Peter Zgraggen in „Der Wunderbaum Moringa"

Schon Kleopatra kannte Behen-Öl

Im alten Ägypten war Behen-Öl das beliebteste Öl für medizinische Zwecke. Auf einer vor mehr als 3.500 Jahren niedergeschriebenen Papyrus-Rolle heißt es: *„Zur Beseitigung von Falten verreibe man fein Weihrauch, Wachs, frisches Behen-Öl und Zyperngras, gebe die Mischung auf Pflanzenschleim und behandele damit täglich das Gesicht. Mach es, und Du wirst den Erfolg sehen."*

- Papyrus Ebers, Ägyptologie-Blatt, „Götter, Seher und Ärzte", 26.1.2003

Noch heute sind aus dieser Zeit Tonkrüge mit Behen-Öl erhalten. Eine Amphore mit Moringa-Öl aus dem Grab von Mahierpri aus der 18. Dynastie kann man im Internet bewundern.

Im Body Shop gibt es Hautpflegeprodukte auf Moringa-Basis zu kaufen. Auf der Flasche eines „Moringa Shower Gel" heißt es: *„Wir lieben es, mit dem zu arbeiten, was die Natur uns geschenkt hat. Das ist der Grund, warum wir Moringa verehren. Nicht nur besitzen die Moringa-Blüten einen himmlischen Duft, sondern jeder Teil dieses ‚Wunderbaums' hat eine gesundheitlich wertvolle Wirkung."* Schöner und zutreffender kann man es kaum ausdrücken.

Die Moringa-Samen enthalten positiv geladene Ionen. Nach Dr. Hans Lautenschläger („Kosmetik International 2007", Nummer 3, S. 72-76) haben sie danach einen „Lotuseffekt", der hilft, die Verschmutzung der Haut zu verringern. Auch Schmutzpartikel wie Abgase, Staub, Pollen und Feinstaub sind positiv geladen. Weil das Samenöl ebenfalls positiv geladen ist, stößt es Schmutz ab. Diese Wirkung nutzt man auch bei Haarpflegeprodukten auf Moringa-Basis.

Moringa-Öl, stabil und schützend

Moringa-Öl ist ein so exzellentes Hautpflegeprodukt, weil es dank seines Anteils an mittelkettigen Fettsäuren chemisch unglaublich stabil ist. Im Gegensatz zu ungesättigten oder gar mehrfach ungesättigten Fettsäuren, die leicht ranzig und damit toxisch werden, oxidiert es nicht. Nach dem Rancimat-Test, bei dem Öl einem Luftstrom von hundert Grad Celsius ausgesetzt wird, bleibt Moringa-Öl sensationelle achtzig Stunden, bei Zimmertemperatur noch um Wochen oder gar Monate länger, chemisch stabil. Die Ölsäure macht die Haut geschmeidig und durchlässig für weitere Wirkstoffe. Das nennt man Penetrationsverstärker. In der äußeren Hautschicht, der Hornschicht, finden sich als Schutz vor negativen Umwelteinflüssen Palmitinsäure und Stearinsäure, die ebenfalls in Moringa-Öl zu finden sind. Die Behen-Säure sorgt dafür, dass sich das Öl gut auftragen lässt, und schützt die Haut darüber hinaus vor dem Angriff freier Radikale.

Schutz vor freien Radikalen

Dass Zeatin das Hautverjüngungsmittel schlechthin ist, habe ich im Abschnitt über Zeatin bereits beschrieben und mit wissenschaftlichen Studien belegt. Moringa-Öl hilft auch bei Sonnenbrand und Insektenstichen, was ich selbst erlebt habe. Eines Nachts waren Mücken über mich hergefallen und hatten mich furchtbar zerstochen. Ich rieb die Mückenstiche mit Behen-Öl ein, und sofort hörte der Juckreiz auf. Ein leichter Sonnenbrand nach der Gartenarbeit klang sofort ab, als ich mein Gesicht mit Moringa-Öl einrieb und das Öl leicht einklopfte. Die Antioxidantien in Behen-Öl schützen die empfindlichen Schleimhäute der Augen und der Nase vor dem Angriff freier Radikale. Auch die B-Vitamine in Moringa-Öl schützen die Haut. Vitamin-B2-Mangel führt zu geröteter, schuppiger, juckender Haut mit Rissen an den Mundwinkeln. Vitamin-B3-Mangel führt zu Sonnenbrand an Stellen, die der Sonne ausgesetzt sind. Ein Mangel an Vitamin B6 kann zu einer Entzündungs- und Allergiereaktion der Haut führen. Fehlt Folsäure, entzündet sich die Schleimhaut im Verdauungstrakt, und Giftstoffe werden über die Haut ausgeschieden. Wenn Vitamin B12 fehlt, was bei Veganern oft der Fall ist, kommt es zu nitrosativem Stress, der Nervenzellen schädigt und zu Entzündungen der Haut führt.

Moringa ist eine hervorragende Quelle von Lutein, einem gesundheitsfördernden Pflanzenfarbstoff. Lutein ist bekannt dafür, Haut und Augen zu schützen. 100g Moringa-Blätter enthalten 70mg Lutein. Die empfohlene tägliche Menge sind 5 bis 20mg für Erwachsene. Je mehr Lutein, desto besser! Dieses Pigment filtert die blauen Farben, die für Augen und Haut oxidativen Stress bedeuten, aus dem sichtbaren Sonnenlicht heraus. Unsere normale Ernährung ist arm an Lutein. Überhaupt ist Moringa eine einzigartige Quelle von Phytostoffen, die als Antioxidantien oder Anti-Aging-Substanzen wirken, indem sie die Erneuerung von Haut und Schleimhäuten stimulieren und den Körper entgiften. Nicht nur Hormone wie Zeatin spielen hier eine wichtige Rolle, sondern auch Pflanzenfarbstoffe oder Flavonoide wie Rutin und Quercetin.

Lycopin schützt vor Schäden durch UV-Licht

Ein weiteres Antioxidans in Moringa ist Lycopin, ein natürliches Carotinoid. Lycopin schützt nicht nur vor Prostatakrebs und anderen Krebsarten, sondern stärkt auch die Herzkranzgefäße und senkt zu hohen Blutdruck. Auch für die Haut ist Lycopin wichtig, da es Hautschädigungen durch UV-Strahlung beträchtlich verringert. Untersuchungen haben gezeigt, dass der Verzehr von drei Esslöffeln Tomatenpaste, die wie Moringa viel Lycopin enthält, über einen Zeitraum von zehn Wochen bei einer bestimmten Belastung mit UV-Strahlen eine um vierzig Prozent geringere Hautschädigung bewirkt. Das bedeutet einen hervorragenden Schutz vor Hautschäden durch UV-Strahlung. Zudem enthält Moringa Catechine mit antioxidativer Wirkung, wie sie auch in grünem Tee vorkommen. Catechine verbessern die

Einsatzbereitschaft von Vitamin E und Beta-Karotin. Alle Catechine schützen signifikant vor strahlenbedingten Schädigungen der DNS und damit auch die Haut vor Alterungserscheinungen.

OPC in Moringa als stärkster oxidativer Schutzschild

OPC ist die Abkürzung von oligomere Proanthocyanidine. Es handelt sich um eine farblose, bittere Substanz, ein so genanntes Flavanol. OPC gelten als die stärksten Antioxidantien überhaupt. Als Radikalfänger wirken sie bis zu 18-mal stärker als Vitamin E und C. OPC verzehnfachen die Wirkung von Vitamin C. Die auch für die Haut wichtigen Vitamine A und E können durch OPC bis zu zehnmal länger aktiv bleiben. Ihr Entdecker Jacques Masquelier von der Universität Bordeaux fand heraus, dass die Nadeln des kanadischen Aneeda-Baums viel Vitamin C enthalten und die Wirkung des Vitamin C durch die in der Rinde enthaltenen Bioflavonoide um ein Vielfaches verstärkt wird. In unserer üblichen Nahrung sind nur wenige OPC enthalten; außerdem werden sie durch Kochen weiter reduziert. Wir brauchen in Zukunft keinen Traubenkernölextrakt mehr, weil Moringa auch OPC enthält. OPC stärken nicht nur die Gesundheit, sondern schenken uns auch Schönheit, da sie die Regeneration von Kollagen im Bindegewebe und die Hautgesundheit fördern. Auch die Haut wird durch OPC vor dem Angriff freier Radikale und vor Entzündungen geschützt.

Moringa entschlackt

Substanzen in Moringa wie Bitterstoffe, Methionin, Cholin, Zink, Mangan und Chrom stärken die Leber, unser wichtigstes Entgiftungsorgan. Wenn die Leber überfordert ist, kann sie unser Blut nicht optimal reinigen und ihre Entgiftungs- und Entfettungsfunktion nicht befriedigend erfüllen. Die Haut als größtes Ausscheidungsorgan muss dann Teile dieser Funktionen übernehmen. Wenn unsere Ausscheidungsorgane fit sind, ist unsere Haut klar und rein; unsere Augen leuchten, unsere Gedanken sind klar und wohlwollend und unsere Haare und Fingernägel stark und glänzend. Menschen, die natürlich schön sind, sind in der Regel auch gesund. Daher empfinden wir sie als besonders attraktiv.

Moringa wird Mainstream und landet peu-à-peu in der Mitte der Gesellschaft. Die Firma L'Oreal in Wien lud Weihnachten 2011 fast 3.000 Friseure zu einer Fortbildung ein. Sie verteilte auf dieser Veranstaltung Shampoos mit Moringa-Blattpulver sowie Moringa-Teeproben. In dem Bewusstsein, dass Schönheit auch von innen kommt!

Kosmetik- und Pflegeprodukte zum Selbermachen findest Du in Kapitel 12. Wer es einfacher mag: Ich habe im Produktkapitel 13 etliche Hautpflege- und Haarpflegeprodukte auf Moringa-Basis vorgestellt. Wichtig ist, sich nicht nur äußerlich mit Moringa zu pflegen, sondern Moringa auch zu essen. Für eine schöne Haut empfehle ich Dir außerdem, Deinen Zuckerkonsum zugunsten von Stevia zu reduzieren, Transfette, Geschmacksverstärker wie Natriumglutamat und den künstlichen Süßstoff Aspartam, der zu Pickeln und unreiner Haut führt, zu meiden. Strahlende, sichtbare Gesundheit und Attraktivität bis ins hohe Alter sind unser Geburtsrecht.

Moringa, und Tiere leben auf

Wenn ich jemandem über die Vorzüge von Moringa erzähle, denken einige, es handele sich um einen Placebo-Effekt. Dass dem nicht so ist, zeigen die guten Erfahrungen mit Katzen, Hunden, Fischen, Pferden und anderen Tieren, denen ihre Besitzer Moringa ins Futter mischen.

In Deutschland leben etwa eine Million Pferde, fünf Millionen Hunde, sieben Millionen Katzen, fünf Millionen Ziervögel und weitere sechs Millionen Kleintiere wie Zwergkaninchen oder Hamster. Deutschlands Aquarien werden von etwa drei Millionen Fischen bevölkert. Ferner gibt es 400.000 Terrarien, die von Spinnen, Schlangen, Leguanen und anderen Tieren bewohnt sind. Das sind zusammen mehr als 27 Millionen Haustiere! Oft werden die Tiere nicht artgerecht ernährt und bekommen, im Gegensatz zu ihren wilden Verwandten in der Natur, über kurz oder lang genau die gleichen Wehwehchen und Krankheiten wie Herrchen oder Frauchen. Welches Tier stirbt heute noch an Altersschwäche? Diese Todesursache ist selten geworden.

Haustiere wie Pferde, Hunde und Katzen sind unsere Seelengefährten und Familienmitglieder. Wir wollen natürlich nur ihr Bestes. Ein Haustier leiden zu sehen, zerreißt seinem Besitzer das Herz. Wie schön, dass Moringa auch Tieren hilft, gesund zu bleiben und zu werden und ihre alten Tage voller Lebensfreude zu genießen.

Haustiere sind nicht gegen Krankheiten und Übergewicht gefeit

Moringa entfaltet bei Tieren beeindruckende Wirkungen. In ihren Erfahrungsberichten haben mir Anwender berichtet, wie Moringa zum Beispiel ängstlichen Pferden, die sich sonst bei jedem Rascheln erschrecken - Pferde sind Fluchttiere - geholfen hat, mehr Selbstbewusstsein und Gelassenheit zu entwickeln. Moringa hilft bei Viruserkrankungen von Hund und Katze, indem es das Immunsystem stärkt. Tiere, die täglich Moringa ins Futter bekommen, haben leuchtende Augen und ein glänzendes Fell. Ihre Verdauung und ihre Entgiftung funktionieren wieder bestens. Damit verlieren sie den unangenehmen Körper- und Mundgeruch, der besonders bei älteren Hunden zum Problem werden kann.

Wie beim Menschen hilft Moringa auch bei Tieren, die unter Arthritis, Osteoporose, Bluthochdruck, Krebs oder Rheuma leiden. Die Sehkraft bleibt erhalten, und Moringa hilft Hunden mit Hüftdysplasie. Dank seiner einmaligen Vitalstoffdichte hilft Moringa übergewichtigen Hunden und Katzen, Gewicht zu verlieren. In den USA und Großbritannien gibt es sogar schon Behandlungszentren für dicke Katzen und Hunde. Man schätzt, dass in den USA allein vier Millionen übergewichtige Hunde leben; fünf Prozent der amerikanischen Hunde sollen sogar fettleibig sein. Neben Bewegung ist vitalstoffreiches Futter die Lösung für Gewichtsprobleme. Schlankheitspillen sind in den USA schon für Haustiere üblich (z. B. „Slentrol"), aber sie haben nicht nur bei Menschen, sondern auch bei Tieren erhebliche Nebenwirkungen. Bei kranken Tieren leiden nicht nur die Tiere und ihre Halter, sondern der Besuch beim Tierarzt kostet auch alle Beteiligten Geld, Kraft und Nerven.

Was Du über die gesundheitlichen Vorzüge von Moringa für Menschen gelesen hast, trifft auch für Tiere zu. Die Fruchtbarkeit wird erhöht, Schwangerschaften sind leichter, es wird bei säugenden Muttertieren genügend hochwertige Muttermilch gebildet und das Immunsystem wird gestärkt. Tiere, die Moringa bekommen, sind einfach fitter, lebhafter und gesünder, was man ihnen auch ansieht: glänzende Augen, glänzendes Fell. Kleintiere bekommen eine Messerspitze ins Futter, größere Tiere entsprechend mehr.

Moringa hilft sogar Rehen

Tiere werden mit Moringa fitter, fröhlicher, seltener krank. Fische bekommen keinen Pilzbefall mehr. Helga Vogel schreibt: *„Ich arbeite seit 14 Jahren im Tierheim. Auch dort habe ich Tieren Moringa gegeben. Ein alter Wolfshund verbrachte seinen Lebensabend ohne Krankheiten. Ein Rottweiler und ein Mischlingshund hatten glänzendes Fell und eine Fitness, die einen staunen lässt. Ebenso erhielt dort das Reh Egon Moringa. Immer, wenn Fellwechsel war, war Egon sehr geschwächt. Er verkraftete diese Veränderung mit zunehmendem Alter immer schlechter. Dank Moringa gehören diese Beschwerden der Vergangenheit an."*

Christian Kaliauer aus Aschach an der Donau schickte einen sehr persönlichen Erfahrungsbericht von seinem Kater: *„Hallo, mein Name ist Benni, und ich bin ein fünf Jahre alter weißer Langhaarkater. Vor vier Wochen begann mein Herrchen, einmal pro Tag so grünes Zeug in mein Futter zu mischen. Anfangs dachte ich:*
‚Der spinnt doch, was soll denn bitte ich als Katze mit dem Grünzeugs anfangen, wo ich doch Mäuse, Frösche und Vögel über alles liebe! Doch schon nach einer Woche bemerkte ich etwas Sonderbares: Auf einmal entkam mir keine Maus mehr! Auch mein Herrchen meinte, dass ich viel schöneres Fell bekommen habe und dass die Tränen, die ich in den Augen hatte, auf einmal völlig verschwunden sind. Als ich dann sah, dass es auch meinem Herrchen sehr gut tat, Moringa zu sich zu nehmen, habe ich beschlossen, dass ich dieses Grünzeug ab sofort gerne fresse und auch meinen Katzen und Katern in der Nachbarschaft weiter empfehlen werde."

Peter war auf der Suche nach einer neuen Zutat für sein Garnelenfutter: *„Ich habe einen Stick mit Moringa für meine Welse zusammengestellt. Was soll ich sagen, alle Tiere im Aquarium fliegen auf diesen Stick, wenn er gefüttert wird. Nicht nur Welse, sondern auch Garnelen, Krebse, Schnecken und andere Fische. Meine Gefährtin hat einen Hund. Ihr Hund bekommt jeden Morgen eine Messerspitze voll ins Futter. Der Hund ist 14 Jahre alt und erlebt gerade seinen zweiten Frühling!"*

Angelika schreibt: *„Unser Hund, ein West Highland White Terrier, war apathisch, lustlos und sehr verschlafen. Das Fell war räudig, und der Tierarzt hatte keinen Plan. Ich habe Moringa-Pulver ins Futter gemischt. Nach etwa vierzehn Tagen war der Hund wie ausgewechselt. Er sprang herum, bellte auch mal wieder vor Freude, und sein Fell war schön glatt und glänzend."*

Hansjörg Stübler lebt auf Moorea-Maharepa, einer Nachbarinsel von Tahiti, und versorgt oft angefahrene oder verletzte Hunde und Katzen. *„Mein Hausmittel für offene Verletzungen ist eine Mischung aus grüner Heilerde „Argile verte" aus Frankreich mit Moringa-Pulver. Die Mischung sollte aus drei Teilen Heilerde mit einem Teil Moringa bestehen. Ich habe damit schon Wunden geheilt, bei denen man schon ans Einschläfern dachte. Einfach mischen, etwas Wasser dazugeben bis es einen Brei gibt, und dann vorsichtig aufstreichen. Manchmal, wenn ein Aufstreichen nicht möglich ist, streue ich die Mischung direkt auf die Wunde."*

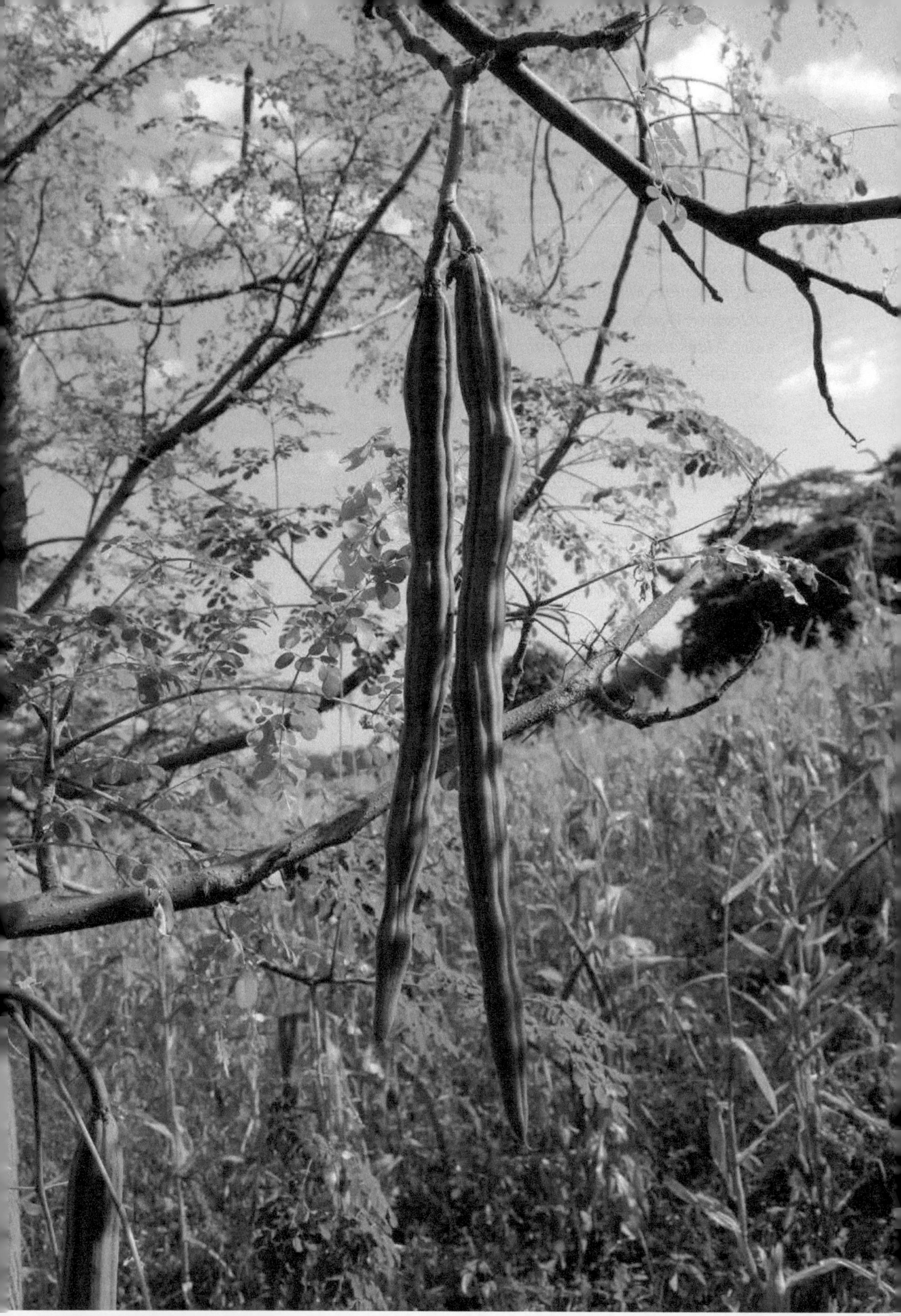

10. REZEPTE

Alle Teile von Moringa wie Blätter, Blüten, Samen und junge Schoten sind essbar. Die Wurzelrinde enthält allerdings Alkaloide, aber die äußere Anwendung ist kein Problem. Hier bei uns kommt sicher niemand auf die Idee, die Wurzeln seiner sorgsam gezogenen Zimmer-Moringas zu essen, weil die Pflanze das nicht überleben würde. Wir schneiden uns ja nicht den gesundheitlichen Ast ab, auf dem wir sitzen, sondern möchten, dass unsere Moringas blühen, wachsen und gedeihen, damit auch wir aufblühen.

Moringa-Pulver enthält gesundheitlich wertvolle Senfölglykoside. Menschen mit einem empfindlichen Magen haben deshalb am Anfang manchmal Probleme mit größeren Mengen des Pulvers. Fang dann mit einer kleinen Menge von einem halben Teelöffel an, aber nicht auf nüchternen Magen, und nimm allmählich mehr. Eine Alternative zu Pulver sind Kapseln, die durchweg gut vertragen werden. Da Senfölglykoside durch Erhitzen deaktiviert werden, ist der Tee aus getrockneten Blättern auch für Magenempfindliche gut bekömmlich.

Moringa & Leinöl & Quark

Dies ist ein Rezept aus dem wissenschaftlich fundierten Buch „Moringa oleifera - die wichtigste Pflanze in der Menschheitsgeschichte“ von Claus Barta. Du hast vielleicht schon das Kapitel über Fettsäuren gelesen und weißt daher, warum und wie Du von Omega-3-Fettsäuren profitierst. Moringa-Pulver enthält genau die pflanzlichen Bausteine, die für den Umbau der Alpha-Linolensäure im Leinöl und den Schutz der sensiblen Fettsäuren vor Schäden durch freie Radikale benötigt werden. Leinöl enthält etwa sechzig Prozent Alpha-Linolensäure ALA, die das Verhältnis von Omega-6- zu Omega-3-Fettsäuren verbessert. In unserer Nahrung sollte dieses Verhältnis 2:1 betragen; zurzeit ist es jedoch 21:1! Durch Quark werden die Fette an Eiweiß gebunden und können dadurch schnell durch die Blutbahn zu den Zellen gebracht werden. Quark mit Leinöl schützt vor Tumoren jeder Art, Herz-Kreislauf-Erkrankungen, Diabetes, Depressionen, Allergien, Entzündungen und Hauterkrankungen. Wer keine Kuhmilchprodukte verträgt, kann es mit Quark aus Ziegen- oder Schafsmilch versuchen. Cystein und Methionin, schwefelhaltige Aminosäuren aus Moringa und Quark, sind die optimalen Partner der Fettsäuren. Die minusgeladenen Fettsäuren und die plusgeladenen Aminosäuren ziehen sich an und bilden Lipoproteine, die von der Zelle und dem Zellkern optimal verwertet werden können. Der Öl-Eiweiß-

Verbund, so die Forscherin Hanna Budwig, steigert die Sauerstoffversorgung der Zelle. Schon der Medizin-Nobelpreisträger Otto Heinrich Warburg fand heraus, dass Zellen, die nicht genügend Sauerstoff bekommen, sich abnorm vermehren und sich so Krebs entwickelt.

Man braucht 2 EL Quark, 1 EL Leinöl (bei Krebserkrankung 3 EL), frisch gepresst aus der Ölmühle (z.B. Ölmühle Dreyer), 1 EL Moringa-Pulver und etwa 1 TL flüssigen Honig. Wer will, kann noch 1 EL Rechtsregulat (Apotheke) hinzufügen, das rechtsdrehende Milchsäure für eine gesunde Darmflora enthält. Diese Zutaten werden mit einem Mixer oder Zauberstab, einer Gabel oder einem Schneebesen zu einer homogenen Masse verrührt. Wenn das Ganze noch zu trocken ist, gibt man einfach einen Schuss Behen-Öl dazu. Lecker ist auch ein Schuss Granatapfelmuttersaft (Reformhaus).

Moringa-Spiegelei

Hier ein Gericht „auf die Schnelle“. Man toastet zwei Scheiben Vollkornschwarzbrot und brät zwei Spiegeleier in Kokosöl, Moringa-Öl oder Palmfett. Die Spiegeleier auf dem Brot verteilen, mit Bambussalz und ein bis zwei Teelöffeln Moringa-Pulver bestreuen. Auf Wunsch mit Radieschen oder Cocktailtomaten dekorieren.

Moringa-Salat

Man mischt Moringa-Kekse (von MoringaGarden® oder selbstgemachte, Rezept s.u.) mit zwei Teelöffeln Moringa-Blattpulver, Joghurt, etwas Behen-Öl, einer Handvoll Feldsalat oder Babyspinat. Sehr lecker! Den Salat kann man mit Blüten von Moringa, Ringelblumen, Kapuzinerkresse oder Borretsch dekorieren.

Moringa-Saft bei Blähungen

Wenn Kinder oder Erwachsene Blähungen haben, kannst Du das Blattpulver mit Wasser und etwas Salz anrühren und trinken. Dies ist ein altes Ayurveda-Rezept.

Moringa-Smoothie

Grüne Smoothies sind weltweit „in“; das gleichnamige Buch von Victoria Boutenko ist ein Renner. Die Idee dahinter: Wir nehmen viel zu wenig Grünes zu uns. Hier ein leckeres Rezept:

Man braucht dafür einen Mixer oder einen Zauberstab. Wir geben zwei Bananen, das Fruchtfleisch einer halben Ananas, zwei Hände voll Babyspinat (auch tiefgefroren), dann einen Schuss heißes Wasser, zwei gehäufte

Teelöffel Moringa-Blatt-Pulver und etwa einen Liter Wasser in den Mixer. Das Ganze gut durchmixen, in einer Thermoskanne aufbewahren und nach und nach trinken. Das erste Glas sollten wir gut einspeicheln, denn es handelt sich ja um Flüssignahrung. Wer abnehmen möchte, kann gern zwei Liter dieses Smoothies täglich trinken. Dieses Mixgetränk sättigt, ohne zu beschweren.

Blüten gekocht in Milch - ein Aphrodisiakum

Man nimmt eine Handvoll getrocknete oder frische Moringa-Blüten und kocht sie mit einem halben Liter Milch (ersatzweise Reis-, Hafer-, Soja- oder Mandelmilch) unter Umrühren eine Viertelstunde lang. Anschließend abseihen und die Milch trinken. Wer möchte, kann mit Honig süßen. Auch dies ist ein altes Ayurveda-Rezept. Wissenschaftliche Untersuchungen zeigen, dass die Blüten stimulierend, zusammenziehend und entwässernd wirken.

Moringa-Suppe

Hier ein weiteres Ayurveda-Rezept: Die Zubereitung dieser „Drumstick Soup", wie sie in englischsprachigen Ländern genannt wird, ist sehr einfach. Man kocht eine Handvoll frische oder getrocknete Blätter fünf Minuten lang. Zur Geschmacksverbesserung kann man Salz, Pfeffer und etwas Zitronensaft hinzufügen. Eine solche Suppe sollte man jeden Morgen trinken, denn sie schützt nach Ayurveda vor Blutarmut, Mangelernährung, Bronchitis, Tuberkulose, Asthma, Erkältungen, Nervosität, Alterungserscheinungen und sogar Unfruchtbarkeit.

Saft bei Verdauungsstörungen jeder Art

Man mischt einen Teelöffel Blattpulver mit Kokoswasser, Honig und Wasser und trinkt diesen Saft dreimal täglich. Schmeckt gut und wirkt.

Moringa-Saft bei Bluthochdruck und Diabetes

Man rührt einfach einen Teelöffel Pulver in Karottensaft ein.

Moringa-Saft bei Übelkeit

Moringa-Pulver in Wasser mit Honig und etwas Zitronensaft einrühren und trinken.

3-M-Salat: Moringa-Mais-Mango

Für vier Personen braucht man 1 TL mittelscharfen Senf, 1 TL Zucker oder ½ TL „Groovia“ (Stevia-Extrakt von „Medherbs“), Salz, Papayapfeffer, Cayennepfeffer, 3 EL Moringa-Öl, Saft von 1 Zitrone, 285g Mais (Abtropfgewicht) oder aufgetauten Tiefkühl-Mais, 1 Mango, 1 TL Moringa-Blätter oder ½ TL Moringa-Pulver. Dazu frische Moringa-Blätter, auch Blüten und Schoten, wenn vorhanden.

Für die Marinade verrührt man den Senf mit Zucker oder Groovia mit Salz, Papayapfeffer und Cayennepfeffer. Nach und nach Öl unterrühren und Zitronensaft dazugeben.

Mango und Avocado schneidet man in mundgerechte Stückchen und vermischt sie mit dem Mais.

Wenn vorhanden, zusammen mit Moringa-Schotenstückchen und Blüten in einer Schüssel vorsichtig mit der Marinade vermischen. Salat auf Tellern anrichten, mit Moringa-Blättern und -Pulver würzen und nach Belieben mit Frühlingszwiebeln bestreuen. Statt mit Mango schmeckt dieser Salat auch mit anderen Früchten sehr lecker!

Kartoffel-Moringa-Suppe

Für vier Personen braucht man 350g Kartoffeln, 1 Zwiebel, 2 Knoblauchzehen, 1 TL Moringa-Öl, 300g frische Moringa-Blätter oder 30-60g Moringa-Pulver, 600ml Gemüsebrühe, 200ml Sahne, 2 EL Balsamico-Essig, Papayapfeffer und 40g Parmesan.

Kartoffeln, Zwiebeln und Knoblauch schälen und alles klein schneiden. Moringa-Öl in einem Topf erhitzen, die vorbereiteten Zutaten darin kurz andünsten. Moringa-Pulver oder frische Blätter, Brühe und Sahne dazugeben. Alles etwa zehn Minuten köcheln lassen. Moringa kann auch erst am Ende zugegeben werden. Dann die Suppe pürieren, mit Essig, Salz und Papayapfeffer abschmecken. Parmesan grob raspeln, Suppe in Teller geben und mit Parmesan bestreuen. Nach Belieben mit etwas Moringa-Öl beträufeln.

Moringa-Kekse zum Selbermachen

Es gibt hervorragend schmeckende Moringa-Kekse von MoringaGarden®. Es macht aber auch Spaß, selbst Moringa-Kekse zu backen.

Dazu nehme man 60g Dinkelmehl, 30g geröstetes Bohnenmehl (Asienläden), 10g geröstetes Erdnussmehl (ebenfalls Asienläden), 20ml Moringa-Öl, ¼ TL Salz, ½ TL Weinsteinpulver (gesundes Backpulver), 20g (2 1/2 gehäufte TL) Moringa-Blattpulver.

Alle Zutaten gut durchkneten. Wenn der Teig noch zu trocken ist, etwas Wasser hinzugeben. Den Teig in die gewünschte Form bringen, auf ein eingefettetes Backblech legen und die Kekse im vorgeheizten Ofen bei 170 Grad 20 Minuten lang backen. Mit einer Stricknadel überprüfen, ob die Kekse fertig gebacken sind.

Hirse-Porridge mit Moringa

Man braucht dafür Hirsemehl, Erdnussmehl im Verhältnis von 3:1, Zitronensaft, Milch, Moringa-Blattpulver und Groovia zum Süßen. Erdnussmehl mit Wasser vermischen, bis eine Paste entsteht. Diese Paste in einen Topf mit kochendem Wasser geben. Die Menge des Wassers richtet sich danach, wie flüssig der Porridge werden soll. Zudecken und 15 Minuten köcheln lassen. Hirsemehl mit Wasser mischen, bis eine gleichmäßige Paste entstanden ist. Diese Mischung langsam zum Topfinhalt geben und dabei ständig umrühren. Deckel schließen und noch einmal 15 Minuten köcheln lassen. Den Topf vom Herd nehmen. Zuletzt Zitronensaft und Moringa-Blattpulver hinzufügen und gut umrühren. Nachdem der Brei abgekühlt ist, Milch und Groovia hinzugeben und nochmals gut mischen.

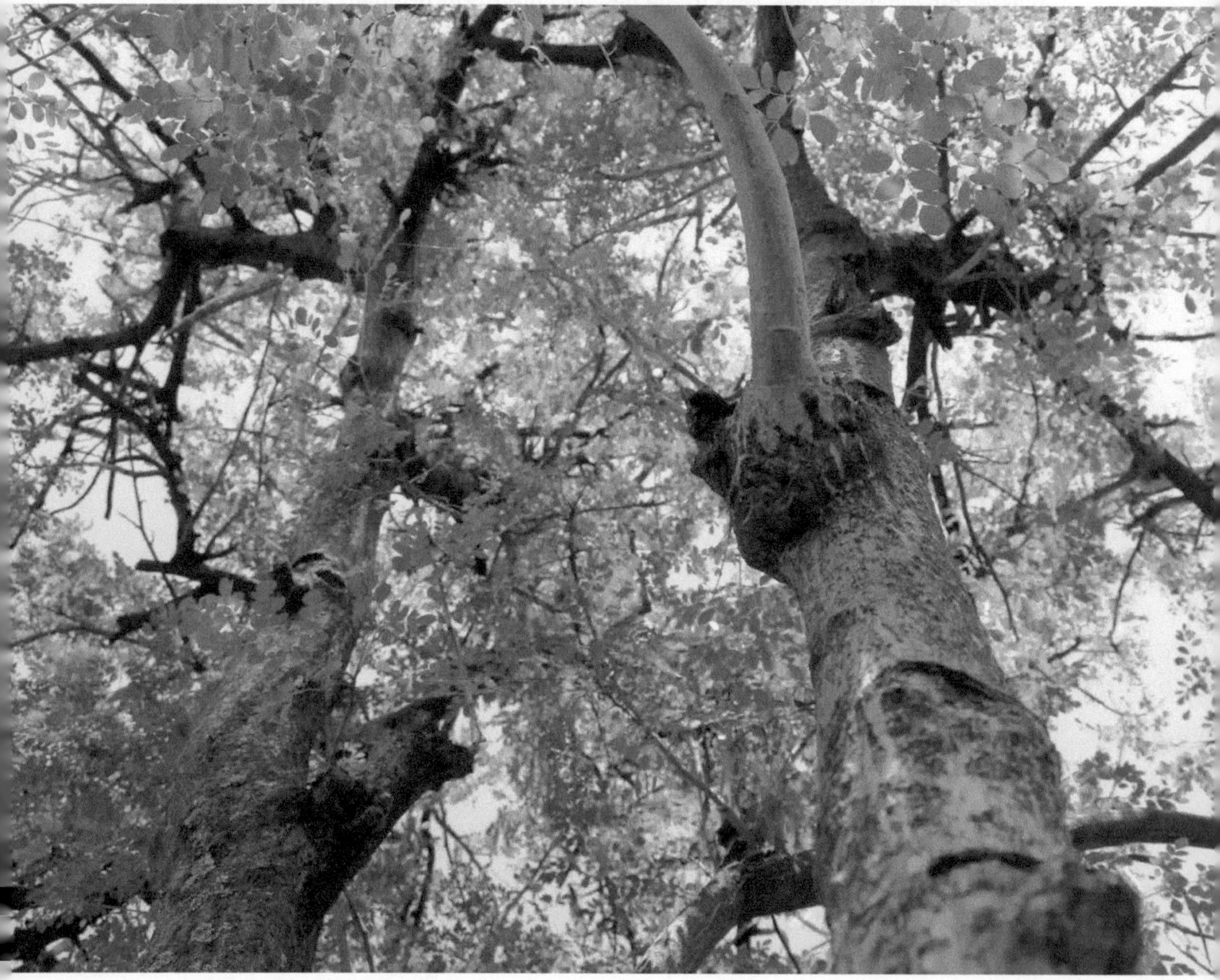

11. REZEPTE FÜR HAUT UND HAAR ZUM SELBERMACHEN

Moringa-Butter

In kaltgepresstem Moringa-Öl befinden sich schwebende Pressrückstände aus den Samen. Lässt man das Öl stehen, sinken sie als "Moringa-Butter" zu Boden. Man trennt Moringa-Öl und Moringa-Butter, indem man das Öl durch ein Haarsieb gießt. Das Öl lässt man dann noch eine Nacht im Kühlschrank stehen und gießt es morgens wieder ab.

Moringa-Basiscreme I (Augen- und Gesichtscreme)

Grundrezept für eine bei Zimmertemperatur streichfähige Basiscreme ohne Emulsions- und Zusatzstoffe:
Zu gleichen Teilen mischen:
Moringa-Butter
Kakaobutter
Shea-Butter
Wenn die Mischung zu fest wird, einfach etwas mehr Moringa-Butter zugeben. Optional dazu:
1 Kleckser Kokosbutter
1 Kleckser Lanolin
1 Kleckser Bienenwachs
(nicht bei Allergien gegen diese Inhaltsstoffe)
Zusätzliche Wirkstoffe nach Belieben:
Am besten Öle, ätherische Öle oder Kräutertinkturen. Manche Wirkstoffe werden nur zum Teil vom Öl aufgenommen. Bei Verwendung von Tinkturen kräftig schütteln. (Alle Zutaten sind in der Apotheke erhältlich.)

Alles in einem kleinen Emailtopf im Wasserbad langsam schmelzen lassen, dabei unter 40 Grad bleiben. Gut vermischen. In ein Honigglas gießen, offen abkühlen lassen und verschließen.

Basiscreme II (für wunde Kinderpopos und trockene, wunde und spröde Haut)

Diese Creme ist auch im Intimbereich angenehm und entspannend. Mit echtem Rosenöl ist sie am wirksamsten.

Moringa-Butter in einer Flasche vorsichtig im Wasserbad aufwärmen.

Dann in die Flasche geben:
1-2 Kleckser Sheabutter (Apotheke oder Body Shop); das macht stabil und gut streichfähig. Nur so viel zugeben, dass es leicht durch den Flaschenhals passt.
Jeweils 1 Tropfen (Zutaten aus der Apotheke):
Azulen (Wirkstoff der Kamille, leuchtend blau)
Rosengeranium (ätherisches Öl)
Rosenöl (echtes Öl); wenn zu teuer, dann Lavendel (ätherisches Öl)
Alles schüttelt man kräftig in der Flasche und gießt den Inhalt anschließend in kleine Dosen. Nach dem Abkühlen stellt man die Dosen in den Kühlschrank. Die Dose, die man gerade verwendet, bewahrt man bei Zimmertemperatur auf.

Harte Haut, Schrunden und Risse an den Füßen

Mit Basiscreme II die Füße eincremen und über Nacht einwirken lassen.

Augen- und Gesichtsfaltencreme

Man braucht dazu einen Kleckser Moringa-Butter-Basiscreme I und ein wenig Moringa-Blatt-Ölmazerat (ein Mazerat ist ein Kaltwasserauszug). Auf der Hand vermischen und auftragen. Moringa-Öl- und -Blattmazerate gibt es bei MoringaGarden®.

Behandlung nach Enthaarung

Ein Kleckser Basiscreme I und ein wenig Moringa-Blatt-Ölmazerat auf der Hand vermischen und auf die enthaarte Stelle auftragen.

Abschmink- und Reinigungscreme

Abends etwas Basiscreme I auf einen nassen Wattebausch geben und damit die Schminke wegwischen. Mit Wasser nachspülen, den Film über Nacht einwirken lassen. Morgens die Haut wie gewohnt reinigen.

Gesichtspackung

Man braucht dazu einen Esslöffel Moringa-Blütenmazerat, einen Esslöffel Moringa-Blatt-Ölmazerat und ein Eigelb (bei trockener Haut). Alles gut zusammenrühren. Zwei Stunden vor dem Schlafengehen auftragen. Kurz vor dem Zubettgehen mit Wasser abwaschen, nicht abtrocknen, und den Restfilm über Nacht einwirken lassen. Morgens Gesicht wie gewohnt reinigen. Für fettige Haut fügt man einen Teelöffel Heilerde hinzu.

Rasiercreme

Etwas Basiscreme I auftragen, rasieren, und dann mit dem Rasierwasser (s. nächstes Rezept) das Gesicht von oben nach unten abwischen.

Gesichts-, Duft-, Wund- und Rasierwasser

Für Frauen braucht man dazu 1l Rosenhydrolat, für Männer Lavendelhydrolat, und 50-100ml Moringa-Blatt-Alkoholauszug, je nach Wunsch. Alles gut verschütteln. Auf die Haut auftragen, bei Bedarf auch bei Verletzungen. Wenn keine Hydrolate vorhanden sind, einfach zwei bis drei Tropfen eines ätherischen Öls der Wahl mit 1l destilliertem Wasser und dem Moringa-Blatt-Alkoholauszug mischen.

Behandlung von Fußschweiß und Fußgeruch

Die Füße mit Basiscreme II eincremen und über Nacht einwirken lassen. Abends die Schuhe und morgens die Füße mit Moringa-Duftwasser einsprühen.

Behandlung von Mitessern, Unreinheiten und großen Poren

Einen Teil destilliertes Wasser und einen Teil Moringa-Blatt-Alkoholauszug mischen und auf die Stellen auftragen. Man kann auch reinen Moringa-Blatt-Alkoholauszug auf die entzündeten Stellen tupfen.

Haarpackung

50ml Moringa-Blatt-Ölmazerat und 1 Eigelb gut zusammenrühren und gründlich in das handtuchfeuchte gewaschene Haar einmassieren. Haare mit einer Haube bedecken und die Packung ein bis zwei Stunden oder über Nacht einwirken lassen. Gründlich ausspülen.

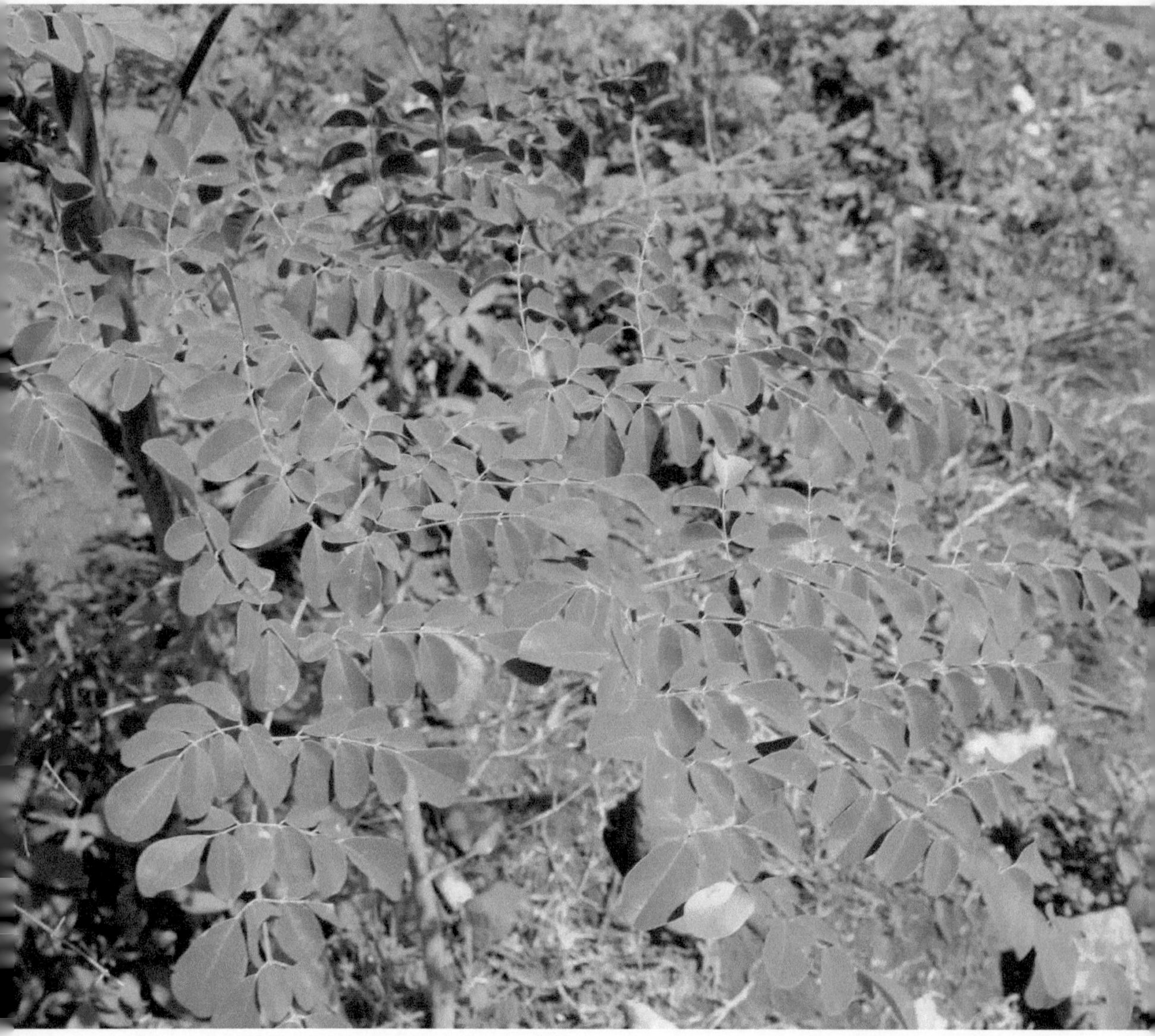

12. MORINGA-PRODUKTE: SEI QUALITÄTSBEWUSST

„Pflanzen aus Wildwuchs oder Bio-Anbau in natürlicher Umgebung enthalten in der Regel besonders hohe Mengen an sekundären Pflanzenstoffen."

- Claus Barta

Moringa zum Essen: bio, hygienisch einwandfrei und Rohkostqualität

Es gibt bei uns die verschiedensten Moringa-Produkte zu kaufen, die meisten im Internet. Hier ein paar Hinweise zur Einschätzung der Qualität: Wie bei allem, gibt es auch bei Moringa große Qualitätsunterschiede. Manchmal ist auch hier billig teuer! Geiz ist nicht geil, sondern dumm, wenn es um unsere Gesundheit geht. Wichtig ist, ob ein Produkt seinen Preis wert ist. Nur dann ist es preiswert!

Blattpulver sollte eine intensiv-grüne Farbe haben und keineswegs bräunlich oder gräulich gefärbt sein. Das intensive und strahlende Grün ist ein Indiz für einen hohen Gehalt an Chlorophyll und an Beta-Karotinen. Ist das Chlorophyll gut erhalten, kann man davon ausgehen, dass auch andere Vitalstoffe wie Fettsäuren und Vitamine noch aktiv sind. Wenn das Pulver aus Übersee wie zum Beispiel aus Indien kommt, ist es wichtig, dass das Moringa-Blatt nicht im Freien getrocknet wurde. Der Vitamin-C-Gehalt reduziert sich sonst in nur zwei Tagen um die Hälfte. Auch sekundäre Pflanzeninhaltsstoffe wie Flavonoide reagieren sehr empfindlich auf Umwelteinflüsse, durch sie würde die Wirksamkeit des Pulvers drastisch eingeschränkt. Claus Barta schreibt in seinem Buch „Moringa oleifera - die wichtigste Pflanze in der Menschheitsgeschiche": *„Nur moderne Trocknungsanlagen gewährleisten gleichzeitig einen hohen Vitalstoffgehalt und die nötige Hygiene und Sauberkeit bei der Verarbeitung."*

Wird Moringa nicht naturbelassen angebaut und nach der Ernte äußerst schonend verarbeitet, findet nicht nur ein dramatischer Verlust an Vitaminen, Enzymen und sekundären Pflanzenstoffen statt, sondern viele Stoffe oxidieren, werden damit unbrauchbar und wirken sogar belastend oder toxisch, wie zum Beispiel oxidierte Fettsäuren. Wir wollen uns mit Moringa ja Antioxidantien und keine freien Radikale zuführen! Sehr aussagekräftig ist daher der ORAC-Wert, der bei Spitzenprodukten aus Teneriffa bis zu 75.000 Einheiten beträgt.

Moringa-Pulver sollte lebendig sein

Durch Bio-Anbau und schonende Verarbeitung nach der Ernte bleibt die Lichtenergie in Moringa erhalten. Alles, was lebt, sendet Biophotonen oder kleine Lichtteilchen aus, die eine lebenswichtige Ordnungskraft entfalten. Diese Entdeckung machte Professor Fritz-Albert Popp weltberühmt. Biophotonen kann man unter dem Elektronenmikroskop nachweisen. Durch Biophotonen kommunizieren unsere Zellen miteinander. Krankheiten sind nach Fritz-Albert Popp auch auf Lichtmangel in der Zelle zurückzuführen. Der Großteil unserer industriell hergestellten Nahrung ist extrem arm an Biophotonen. Organismen halten sich auf einer hohen Ordnungsstufe, indem sie als „Lichtsauger", so der Nobelpreisträger und Physiker Professor Erwin Schrödinger, fortwährend Ordnung aus ihrer Umgebung aufsaugen.

Zum Thema Lebensenergie und der Fähigkeit von Moringas, Lebenskraft zu schenken, schreibt Claus Barta: *„Als Faustformel gilt: Je naturbelassener Moringa-Pulver angebaut wird und je schonender es nach der Ernte verarbeitet wird, desto größer ist das Elektronenangebot und damit der Gesundheitswert."*

Pflanzen fangen Sonnenlicht ein und speichern es als Elektronenenergie. Diese Lebensenergie wird beeinträchtigt, wenn die Elektronen durch negative Umwelteinflüsse wie Erhitzen oder die Verwendung von chemischen Pflanzenschutzmitteln aus ihrer Umlaufbahn gerissen werden. Nur Nahrung mit der Fähigkeit, Elektronenenergie abzugeben, ist für den Organismus wertvoll und damit ein wirkliches Lebensmittel.

So ehrenwert es ist, Projekte in Entwicklungsländern zu unterstützen, so wichtig ist es, darauf zu achten, dass die hiesigen Hygiene- und Verarbeitungsstandards eingehalten werden. Wenn Firmen dies nicht nachweisen können, kannst Du nicht sicher sein, dass Du von Schadstoffen unbelastete Ware kaufst. Auf jeden Fall muss ausgeschlossen werden, dass in traditionellen Anbauländern bei Lufttrocknung im Freien Insekten oder andere Tiere mit den Blättern in Kontakt kommen. Auch Restfeuchte, zum Beispiel in der Monsunzeit, kann bei der Trocknung in Entwicklungsländern ein großes Problem sein, wenn keine Trocknungsanlagen zum Einsatz kommen. Eine Gefahr ist dann die Kontamination durch Schimmelpilze und andere krankmachende Mikroorganismen.

Nur ständige Qualitätskontrollen - auf Reinheit, Sauberkeit, Hygiene und Anbauweise - nach westlichem Standard garantieren eine einwandfreie Qualität.

Nur in Wildwuchs-Moringas finden sich Salvestrole

Pulver von guter Qualität riecht leicht nach Spinat und schmeckt aufgrund des Senfölgehalts leicht scharf. Sehr wichtig ist die Art und Weise des Anbaus. Man sollte unbedingt auf Wildwuchs oder zertifizierten Bio-Anbau Wert legen. Wie im Kapitel über Salvestrole beschrieben, sind diese wertvollen Stoffe nur in Wildpflanzen und biologisch angebauten Pflanzen nachweisbar, weil sich die Pflanze damit selbst vor Schädlingen schützt. Hat sie das nicht nötig, weil ihr Pestizide Fressfeinde vom Leibe halten, bildet sie auch keine Salvestrole oder weitere Phytostoffe wie Polyphenole mehr. Wenn eine Firma behauptet, ihr Moringa-Pulver sei aus Bio-Anbau, es aber nicht zertifiziert ist, sollte man darauf verzichten.

Wenn man in Erfahrung bringen kann, wie lange es von der Ernte bis zur Verpackung braucht, ist auch das eine wichtige Information, denn je schneller die Verarbeitung abläuft, desto besser. Auf jeden Fall muss die Trocknung bei Körpertemperatur, nicht über 40 Grad, stattfinden, weil sonst wertvolle Inhaltsstoffe wie Chlorophyll, Vitamine, Fettsäuren und Enzyme deaktiviert werden. Ungesättigte Fettsäuren können bei zu hohen Temperaturen sogar oxidieren. Zwar steckt das meiste Öl bei Moringa in den Samen, aber auch die Blätter enthalten wertvolle Fettsäuren. Optimal ist es, das Pulver in eine licht-, aroma- und sauerstoffdichten Verpackung zu füllen.

Da das Blattpulver Senfölglykoside enthält, vertragen manche Menschen davon am Anfang keine größeren Mengen. Du solltest Deine Dosis langsam steigern und Moringa-Pulver nicht auf nüchternen Magen zu Dir nehmen. Ich habe sehr gute Erfahrungen mit Kapseln gemacht. Moringa ist ja kein Medikament, sondern ein konzentriertes Lebensmittel. Da in den veganen Kapseln nur 400mg Moringa-Pulver enthalten sind, empfehle ich mindestens dreimal täglich drei Kapseln zu nehmen. Die Kapseln sind verhältnismäßig teuer, weil ein weiterer Verarbeitungsschritt hinzu gekommen ist. Wer also das Pulver problemlos verträgt, hat damit die preiswertere Alternative. Allerdings sind die Kapseln eine gute Möglichkeit, sich auch auf Reisen einen kleinen „Moringa-Kick" zu verschaffen. Ich selbst und andere spüren direkt nach Moringa-Verzehr mehr Energie und Lebensfreude.

Getrocknete Moringa-Blätter werden als Tee verkauft. Auch hierbei sind natürlich Anbauweise und Herstellung wichtig. Bei Moringa-Tee würde ich ebenfalls keine faulen Kompromisse eingehen. Es ist wichtig, dass die Blätter nicht im Freien getrocknet und dabei vielleicht durch Vogelkot kontaminiert wurden. Ich empfehle, Moringa-Tee wie Grüntee zu behandeln, das heißt, nicht mit kochendem Wasser zu übergießen, sondern mit achtzig Grad heißem Wasser. Dadurch bleiben mehr der wertvollen Inhaltsstoffe erhalten. In jedem Teeladen gibt es kleine Teethermometer. Der Tee sollte etwa zehn Minuten ziehen, damit die wertvollen Catechine die Chance haben ins Wasser überzugehen. Guter Moringa-Tee schmeckt lecker und wirkt nach meinen Erfahrungen leicht stimmungsaufhellend.

Kosmetikprodukte mit Moringa

Aus den USA kommt ein Trend auch zu uns, der sich „skin food“ nennt. Das heißt, man sollte sich nur auf die Haut schmieren, was man essen kann! Als Erste haben sich Rohköstler über dieses Thema grundsätzliche Gedanken gemacht. Die Haut ist nämlich nicht nur ein Ausscheide-, sondern auch ein Aufnahmeorgan, und zwar mit etwa zwei Quadratmetern das flächenmäßig größte, das wir haben. Über kurz oder lang landen Inhaltsstoffe von Kosmetika oder Haarpflegemitteln in unserem Inneren, das heißt, in der Blutbahn, wenn sie über die Haut oder die Kopfhaut aufgenommen werden. Wenn bedenkliche Stoffe in den Salben, Cremes oder Haarpflegemitteln enthalten sind, muss unsere Leber sie entgiften. Viel besser ist es, sich gar nicht erst mit Giftstoffen zu belasten!

Nicht jeder hat Lust und Zeit, sich seine eigenen Kosmetikprodukte herzustellen. Einige Rezepte werden im Rezeptteil (Kap. 12) vorgestellt. Im Body Shop oder im Internet gibt es schon eine ganze Serie von Haut- und Haarpflegeprodukten auf Moringa-Basis. Allerdings enthalten sie nicht nur Moringa, sondern auch noch alles Mögliche (und Unmögliche). Als ich im Body Shop eine Verkäuferin fragte, ob die verwendeten Zutaten alle natürlichen Ursprungs seien, bekam ich zur Antwort: „Wir sind hier kein Bioladen.“ Meine Antwort: „Das ist aber schade.“ Als wenn „Bio“ ein Schimpfwort wäre! Jahrtausende lang sind wir bestens mit „Bio“ gefahren. Und jetzt wird so getan, als wäre „Bio“ ungewöhnlich und skurril, also etwas für Puristen und Spinner. Ich bin der Meinung: Wir sind alle Kinder Gottes. Und da ist das Beste für uns gerade gut genug!

Wie ich im Abschnitt über Moringa-Öl geschrieben habe, zeichnet sich dieses Öl durch einen hohen Prozentsatz an mittelkettigen Fettsäuren aus. Diese Fettsäuren sind chemisch sehr stabil, denn sie können kaum oxidieren oder ranzig werden. Das macht sie nicht nur für die Ernährung wichtig, sondern auch für die Kosmetik. Deshalb kann man sich in meinen Augen das Thema Konservierungsstoffe im Zusammenhang mit Haut- oder Haarpflegeprodukten aus Moringa-Öl sparen. Für die Herstellerfirmen sollte es daher ein Leichtes sein, Moringa-Kosmetik-Produkte zu entwickeln, die dem Begriff „skin food" oder „hair food" voll genügen. Die also so natürlich und gesund sind, dass man sie auch essen kann. Achte in Zukunft auf diese Kriterien, denn es geht auch bei Kosmetik um Deine Gesundheit!

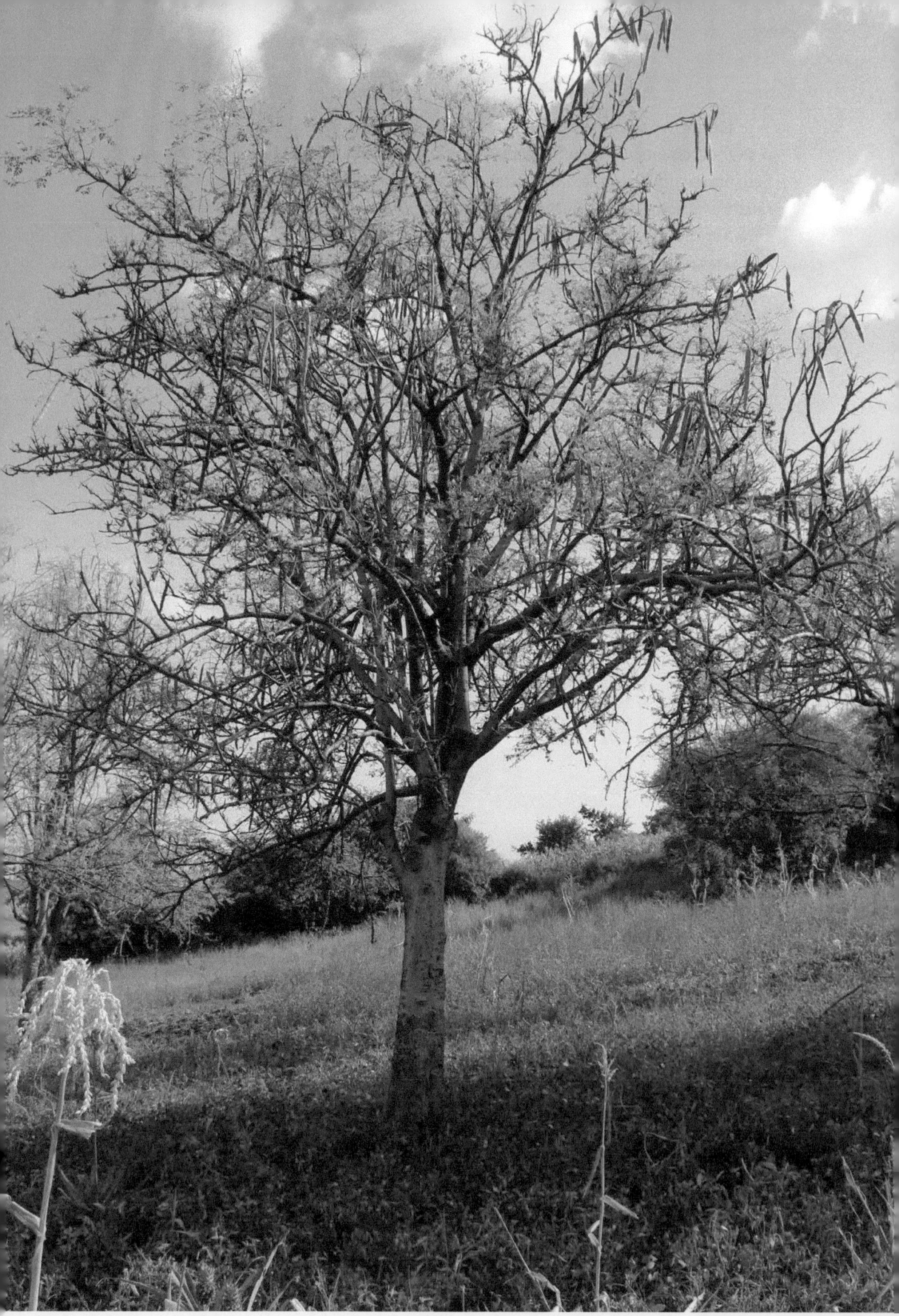

13. ERFAHRUNGEN VON MORINGA-ESSERN UND -ANWENDERN

Hier habe ich die Berichte von Moringa-Anwendern zusammengestellt, die mir die Firma MoringaGarden® zur Verfügung gestellt hat. Was ich generell feststellen kann: viel mehr Energie, Konzentration und Lebensfreude! Wenn ich Moringa esse, habe ich das Gefühl, als ob kleine Energiespiralen oder -wirbel durch meinen Körper kursieren. Meine Gedanken werden glasklar. Ich bin noch belastbarer, begegne den Herausforderungen des Lebens mit mehr Humor und Gelassenheit, mein Schlafpensum hat sich um rund eine Stunde reduziert, und ich habe oft das Gefühl, die ganze Welt umarmen zu können. Mein Handeln ist eindeutig liebevoller geworden, und mein Wesen sanfter.

Ist es die Symphonie der Nährstoffe in Moringa, die synergistisch zusammenwirken? Ist es das Zeatin, das alles dorthin bringt, wo es benötigt wird? Oder ist es die Information von Heiterkeit, Meditation, Liebe und Sich-Verschenken, die dieses Bäumchen uns schenkt? Ich weiß es nicht. Aber mich stört es nicht, dass ich keine eindeutige Erklärung habe. Ich genieße einfach den Erfolg und meine neuen Erfahrungen mit mir selbst! Und ich glaube, dass diese Pflanze uns vom Schöpfungsgeist oder Gott, wie immer wir das nennen wollen, gerade rechtzeitig geschickt wurde, um die Schwingung auf dem Planeten zu erhöhen und uns zu unserer wahren Natur zu erwecken. Ich lade Dich also ein, Moringa zu essen und Dir vielleicht ein Bäumchen anzuschaffen. Du wirst merken: Über kurz oder lang bist Du verliebt in diese Pflanze!

Die Kräfte steigen

Peter schreibt, dass er zufällig auf Moringa gestoßen ist, bei der Suche nach einer neuen Zutat für sein Garnelenfutter! *„Ich nehme regelmäßig Moringa-Kapseln ein. Ich kann meine Kräfte steuern, trotz Heuschnupfen und verschiedenen Tierallergien. Meine Gefährtin nimmt auch die Moringa-Kapseln und ist viel belastbarer. Wir haben auch einige Moringas auf der Fensterbank stehen. Hier ernten wir die frischen Blätter und verzehren sie meist sofort: lecker. Kurze Zeit später ist man voller Tatendrang! Einer Nachbarin habe ich von Moringa-Tee etwas abgegeben. Ich wusste nicht, dass sie mit starken Kopfschmerzen zu tun hatte. Über mehrere Wochen. Sie trank den Tee, und ihre Kopfschmerzen waren weg! Ich habe jetzt eine neue Stammkundin.*

Ich gehe ganz normal arbeiten, und nach dem Job mache ich noch meinen Moringa-Online-Shop. Da habe ich fast jeden Tag bis 22 Uhr zu tun. Und am Wochenende? Was ist das? Dank Moringa kann ich den ganzen Stress ganz locker aushalten. Viele dankende Grüße!"

Endlich mein Idealgewicht Cholesterinwerte sinken

Monika schreibt: *„Mein Mann und ich sind voll und ganz begeistert. Er hat seit letztem Jahr 5 Kilo abgenommen! Weil seine Verdauung viel besser klappt, übrigens auch bei mir. Ich hatte damit immer Probleme. Auch das Allgemeinbefinden ist bei uns besser geworden. Auch hat sich meine Sehkraft verbessert: Ich kann wieder Sachen sehen, die vorher verschwommen waren. Mein Mann hat in seiner Firma Kollegen, für die ich mitbestellt habe. Auch die finden Moringa super. Das allgemeine Blutbild hat sich verbessert und auch die Cholesterinwerte. Einige brauchen kaum noch Tabletten. Vor allen Dingen gibt es keinerlei Nebenwirkungen. Ich kann es nur jedem empfehlen!"*

Viel mehr Energie

Angelika schreibt: *„Das Öl wirkt gut gegen trockene und schuppige Haut, macht Hornhaut an den Füßen wieder weich, und ist auch als Lippenbalsam toll. Die Wirkung des Pulvers trat bei uns erst nach drei bis vier Wochen ein und wurde zuerst gar nicht bemerkt. Unsere Befindlichkeit wurde wesentlich besser, man fühlt sich energiereicher, man bekommt wieder Lust, etwas zu tun, was man sonst immer vor sich herschiebt, wie den Schuppen oder die Garage aufzuräumen."*

Dankbar für die Wunderpflanze

Diana schreibt: *„Ich bin total überzeugt von der Super-Wunder-Pflanze Moringa und danke euch für Eure wundervolle Arbeit. Leider haben meine Moringa-Bäumchen meinen Umzug in ein altes Haus nicht verkraftet, weil es ihnen dort wohl zu kalt war."*

Allergien ade

Helga Vogel, 57 Jahre, schreibt: *„Ich selbst nehme Moringa schon seit Jahren. Ich bin kaum krank und fühle mich sehr wohl. Ich hatte vor Jahren eine Allergie auf Pollen, Gräser und Kräuter. Alles verursachte bei mir brennende Augen, Schwielen im Gesicht und Schmerzen über Schmerzen. Mein Leben war ohne Cortisonspritzen kaum möglich. Ich war total verzweifelt und wollte und konnte so nicht weiterleben. Dank der Einnahme von Moringa haben sich meine Beschwerden in Luft aufgelöst. Man braucht aber* *schon etwas Geduld. Wenn das Immunsystem total am Boden ist, muss man mit einer hohen Dosis anfangen, dann kommt auch der Erfolg.“*

Immunsystem fit, Psyche im Lot

Ianna ist begeistert von Moringa: *„Ich esse täglich zwei Esslöffel Moringa-Pulver. Seit einigen Monaten hatte ich ein komisches Ziehen in den Brüsten und es fühlte sich so an, als habe ich extremes Übergewicht. Ich dachte, es sei ein Mangel an Enzymen, und aß welche, aber es gab keine Änderung. Nach nur einem Tag Moringa war das unangenehme Ziehen weg, und ich spürte eine große Erleichterung - es waren also vor allem die Hormone.*

Überhaupt brauche ich weniger zu essen. Ich bin satter nach einer Mahlzeit mit Moringa. Ich fühle mich wieder wie früher, wieder normal. Es geht hier gerade eine schlimme Grippe herum, alle rundherum sind krank. Wir, ich und Emil, nicht. Wir haben nicht mal einen Nieser.

Psychisch geht es mir auch viel besser, weil ich eine Art Leichtigkeit verspüre und tief im Inneren weiß, dass Moringa ein vollwertiges Lebensmittel ist, das mich und mein Kind tatsächlich bestens versorgen kann. Es ist eine große Erleichterung für mich, auf alle Nahrungsergänzungspillen verzichten zu können. Diese waren mir immer ein Dorn im Auge, und ich habe sie gemieden, wenn es ging. Ich freue mich sehr, dass ich meinen Körper erleben kann, wie er völlig gesund ist und vollständig versorgt. Wow! Ich hatte immer einen schwächlichen Körper, schon von Geburt an, der nicht viel vermochte. Jetzt geht es mir dank Moringa besser denn je. Vielen Dank für alles, Andreas! Deine Arbeit hat das Wesentliche in meinem Leben verändert, und zum viel Besseren.“

Haare bekommen natürliche Farbe zurück, Warzen verschwinden

Claudia Katharina ist von der Wirkung von Moringa äußerst angetan. *„Ich finde als Ernährungsfachfrau: Man sollte alle Lebensmittel immer im natürlichen Verbund essen, dann hat dieses Essen seine beste Wirkung auf die Gesundheit.*

Meine grauen Haare bekommen tatsächlich immer mehr ihre natürliche Farbe! Ich hatte ja bereits einen weißen Kranz, der ist fast völlig verschwunden. Meine Haare sehen super aus, als habe ich mir Strähnchen machen lassen. Meine Fingernägel waren so weich wie Kaugummi, sie werden immer härter. Alterswarzen, die ich im Gesicht hatte, sind völlig verschwunden! Mein fünfjähriger Enkel stürzt sich jedes Mal, wenn ich ihn besuche, auf meine Tasche und schaut nach, ob ich, wie immer, Brote mit Moringa-Aufstrich dabei habe. Kleine Kinder haben noch ein natürliches Verhalten bezüglich Essen, sie wissen genau, was gut für sie ist. Ich bin auf jeden Fall ein absoluter Moringa-Fan geworden!"

Müdigkeit verschwunden

Ingo schreibt: *„Mein Bruder, der in Nährstoffdingen ziemlich unbelastet ist, hat vor einiger Zeit morgens drei Kapseln zusammen mit einem Moringa-Keks probiert. Er hat mir erzählt, dass er die Wirkung noch zwei Tage danach gespürt hat! Abends gingen alle schlafen, nur er war nicht müde wie sonst. Das Produkt ist schon wirklich genial."*

Farbe: spektakulär

Anna schreibt: *„Ich habe im vorigen Jahr einiges an Pulver von verschiedenen Anbietern gekauft, einfach der Neugier halber. Die Farben haben mir nicht gefallen, graugrün, besonders, seit ich Deines von MoringaGarden® erhalten habe: giftgrün! Auch ist der Geschmack einzigartig: völlig neu und hervorragend. Die anderen Pulver habe ich noch, vielleicht verwende ich sie zum Plätzchenbacken."*

Moringa schenkt verfeinerte Wahrnehmung und lässt essen vergessen

Rolf Feldmann, der auch vom Moringa-Fieber angesteckt ist, hatte ein Schlüsselerlebnis: *„Als ich zum ersten Mal mit Moringa in Verbindung kam, war, als ich mit Andreas über die Felder ging und hier die Blätter aß. Frappierend: Der Geschmack von nur ein paar Meter auseinander stehenden Bäumen unterschied sich deutlich. Dann nahm ich wahr, dass mein ‚Aufnahmevermögen' sich irgendwie erweiterte, ich hatte den Eindruck, alles noch farbiger zu sehen und vor allem viel mehr - und auch all meine anderen Sinne steigerten sich nebst dem ‚Denken'! Darüber vergaß ich völlig, dass ich ja anfangs Hunger hatte und etwas hätte essen müssen. So ließ ich mein Mittagessen einfach ausfallen, ohne es wirklich zu bemerken. Ich habe dann erst am Abend des Tages gegen 21 Uhr 30 gegessen, das ist sonst überhaupt nicht meine Art. Zugleich war ich sehr offen und aufnahmefähig bis weit nach ein Uhr am Morgen. Ich befürchtete schon, nicht schlafen zu können, weil die üblichen Müdigkeitserscheinungen komplett fehlten. Doch als ich mich dann schlafen legte, war ich ‚im Nu' weg und eingeschlafen. Was in meinen Augen nur zeigt, dass Moringa völlig ausgleichend wirkt: Wach ohne Müdigkeit, so lange, wie sonst kaum, aber wenn die Ruhe einkehrt, auch kein ‚wach bleiben müssen', sondern sofortiger erholsamer Schlaf."*

Mit Moringa auch in Extremsituationen topfit

Andreas Kraus, der Begründer von MoringaGarden®, ist durch seine spektakulären Erfahrungen mit Moringa zum Firmengründer geworden. Hier lasse ich ihn direkt zu Wort kommen: *„Es gibt in meinem Leben eine ‚Zeit vor Moringa' und eine ‚Zeit mit Moringa'. Vor Moringa war ich oft nach drei bis vier Stunden Arbeit schlapp und müde. Seit ich Moringa esse, machen mir 20-Stunden-Arbeitstage nichts mehr aus! Und das seit bereits zwei Jahren. Meine Tätigkeiten, die vom ‚Management' der Moringa-Plantagen auf Teneriffa, über Mitarbeiterführung, Werbung, Kundenbetreuung, Herstellung neuer Produkte bis zu Ernte und Verarbeitung der Moringa-Blätter reichen, sind so vielseitig, aber auch so zeitaufwändig, dass ich manchmal zwei oder drei Tage nicht zum Schlafen komme. Extremsituationen wie diese meistere ich dank Moringa spielerisch ohne Ermüdungserscheinungen. Ich wollte diese Woche einen Bluttest machen und unterbrach das Moringa-Essen deshalb für drei Wochen. Ich wollte den Effekt ‚ohne' und ‚mit Moringa' eindeutig testen. Das hat mich richtig in die Knie gezwungen, ich schleppe mich durch den Tag. Deshalb habe ich heute entschieden, dass ich im Moment keine Zeit für den Test habe, und nochmal ein paar Tage ohne Moringa halte ich nicht aus. Ich habe heute Morgen dreimal einen Teelöffel gegessen, stündlich einen, und bin schon wieder total fit. Für mich ist Moringa ein Lebensturbo, ohne dass durch die viele Arbeit die Gesundheit leiden muss. Das Leben macht mit Moringa einfach Spaß und bringt in jeder Beziehung viel Freude!"* Ich habe Andreas noch vor seiner Moringa-Pause kennen gelernt und kann nur sagen: er ist ein Ausbund an Kreativität, Enthusiasmus und Energie.

Verdauungsprobleme: Schnee von gestern

Anton Sinz aus Hechingen schreibt: *„Ich hatte seit fast zehn Jahren Verdauungsprobleme mit allen bekannten Nebenwirkungen wie Entzündungen, Furunkel, Müdigkeit, Infektanfälligkeit, Verstopfung usw. Nach dreiwöchiger Einnahme von Moringa, zweimal täglich, hat sich meine Verdauung soweit gebessert, dass ich jetzt endlich wieder einen normalen Stuhlgang habe. Auch meine ständige Müdigkeit ist so gut wie weggeblasen, was meine Lebensfreude erheblich gesteigert hat. Selbst meine unreine Haut hat sich erheblich verbessert, was erfreulicherweise auch meinen seelischen Zustand sehr unterstützt. Dank an Moringa und Mutter Erde!"*

Migräne und Schlaf verbessert

Heike Listner aus Schönberg schreibt: *„Ich habe Moringa das erste Mal bei der großen Show der Naturwunder gesehen und wollte es mal ausprobieren.*

Ich hatte vor dem Test jedes Wochenende Migräne. Seit ich seit Ende 2011 Moringatabs nehme, hatte ich nur zwei Mal wesentlich schwächere Migräne und ich kann nachts wieder richtig durchschlafen. Das freut mich sehr.“

Moringa wirkt

Ingo Schmidt findet: *„Moringa macht Wunder wahr. Nach einem solchen, Wundermittel‘ habe ich mein ganzes Leben lang gesucht. Zum Glück gibt's Moringa. Mit Moringa hat sich mein Gesundheitszustand kontinuierlich verbessert. Vor fünfzehn Jahren war ich nach einer Autofahrt von fünfhundert Kilometern so schlapp, dass ich einen ganzen Tag Regeneration brauchte. Heut geht's nach einer Nachtfahrt derselben fünfhundert Kilometer gleich anschließend noch auf den Berg! Als ich mal mehrfach in der Nacht aufstehen musste, weil ich Durst hatte, steigerte ich meine Moringa-Aufnahme von einem Gramm auf zehn Gramm pro Tag. Von da an war das Problem weg. Ich denke, der Wassermangel bei vielen älteren Menschen ist häufig kein Wasser-, sondern ein Nährstoffmangel. Je geringer die Nährstoffversorgung, desto geringer die Vitalität der Körperzelle, und damit auch die Fähigkeit, Wasser aufnehmen und halten zu können. Wer jahrzehntelang seinen Körper mangelversorgt hat, dessen Zellen sind natürlicherweise am Ende. Moringa enthält alle Stoffe, die der menschliche Körper braucht. Nach dieser persönlichen Erfahrung gehe ich davon aus, dass das geniale Moringa-Pulver dafür sorgt, dass sich - nach und nach - alle verborgenen Probleme in meinem Körper auflösen werden. Vor allem auch die, die ich (noch) gar nicht als Problem erkannt habe. Mit Moringa in die Balance, ins Gleichgewicht!“*

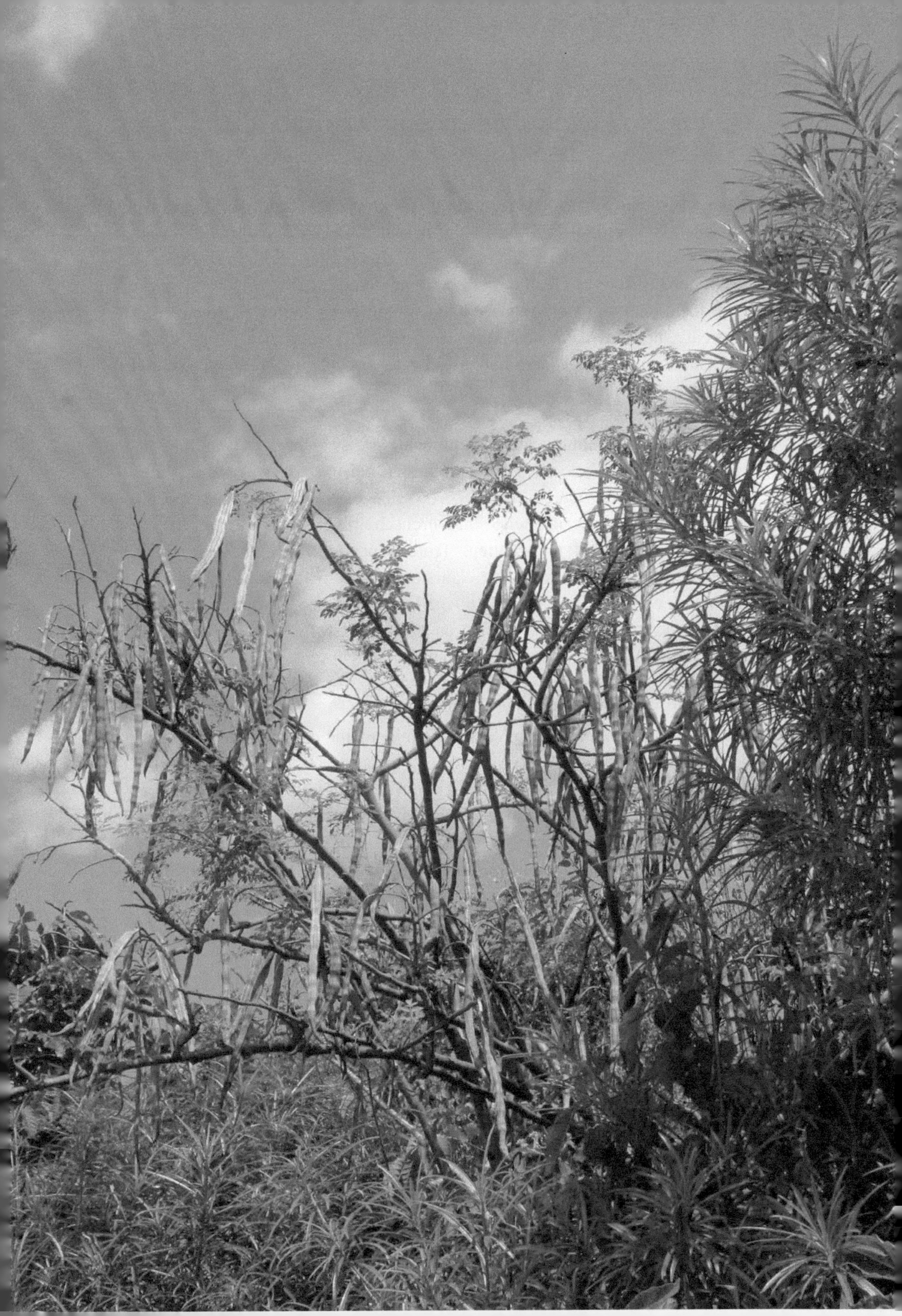

14. MORINGA - NOCH VIEL BESSER ALS GEDACHT

Moringa ist ein Superfood der Extraklasse. Im Zuge der Erforschung der indischen Ayurveda-Lehre wurde Moringa in den USA populär und ist jetzt auch in Europa auf dem Siegeszug. Das renommierte US-amerikanische „National Institute of Health" kürte Moringa oleifera 2007 aufgrund seiner Vitalstoffdichte und Heilkraft sogar zur „Pflanze des Jahres", „Botanical of the year", und das dann noch einmal im Jahr 2011 und 2012. Eine solche Ehre der dreimaligen Auszeichnung ist bisher noch keiner Heilpflanze zuteil geworden.

Moringa, das wird immer mehr Menschen klar, ist nicht nur etwas für Entwicklungsländer. Viele Menschen sind auch bei uns mangelernährt. Ihnen fehlt es an Nährstoffen. In den USA hat sich beispielsweise seit 1965 die täglich verzehrte Kalorienmenge im Durchschnitt verdoppelt. Leider hat die Nährstoffdichte nicht mitgehalten. Trotz doppelter Kalorienmenge ist in dieser Zeit die Konzentration an Nährstoffen um 75 Prozent zurückgegangen. Auch bei uns garantiert die übliche Ernährung also nicht mehr die Aufnahme einer ausreichenden Menge an Mikronährstoffen für eine optimale Gesundheit. Auch „wir verhungern an vollen Töpfen", wie ein Buchtitel lautet.

Der Körper „spürt", dass ihm Vitalstoffe fehlen, und daher werden wir nicht richtig satt, sondern haben oft pausenlos Appetit. Viele Ernährungsmediziner wie z.B. Professor Dr. Paul Liesen von der Universität Paderborn sprechen von „subklinischen Mangelzuständen", unter denen die meisten Menschen und ganz besonders Senioren leiden. Wir sind noch nicht richtig krank, aber auch nicht mehr gesund. Umweltgifte und chronischer Stress sind Vitalstoffräuber und verschlimmern die Situation noch. Industriell erzeugte Nahrungsmittel schmecken zwar gut, sind aber oft inhaltsleer und säurebildend.

Moringa ist das Lebensmittel mit der höchsten Nährstoffdichte, die jemals gemessen wurde. Die Blätter dieses Baumes enthalten das vollständige und ausgewogene Aminosäurenprofil, viel leicht verwertbares Eisen und mehr Chlorophyll als jede andere Pflanze. Sie kennen schon die Zahlen der Superlative. Die getrockneten Blätter enthalten siebenmal so viel Vitamin C wie Orangen, 17-fach mehr Kalzium als Milch, doppelt so viel Eiweiß wie Soja - noch dazu viel leichter verdaulich und ohne Allergie-Potenzial-,doppelt so viel Eiweiß wie Joghurt, viermal so viel Vitamin A wie Karotten, viermal so viel Vitamin E wie Weizenkeime, viermal so viel Folsäure wie Rinderleber, das 15-fache an Kalium im Vergleich zu Bananen, 25-mal so viel Eisen wie Spinat, sechsmal so viele Polyphenole wie Rotwein, sowie 26 antientzündliche Substanzen und 46 verschiedene Antioxidanzien. Der ORAC-Wert, der das antioxidative Potenzial misst, ist mit 76.000 und sogar Spitzenwerten von 110.000 - rote Moringa auf Teneriffa - weltweit einsame Spitze.

Moringa, so fand Claus Barta (sein Klassiker heißt einfach „Moringa Oleifera") heraus, liegt auf Platz 1 von 1.058 Lebensmitteln, was den Calciumgehalt, Beta-Karotin, Vitamin B1 und Vitamin B2 betrifft. Immerhin auf Platz 2 schafft es die Pflanze bei Vitamin E, Vitamin B6, Folsäure und Eisen. Kein anderes Lebensmittel in der Datenbank der Universität Hohenheim weist mehr Betakarotin und Vitamin B1 auf. Hier ein paar Beispiele: Fleisch weist sechs Milligramm Kalzium pro hundert Gramm auf, Moringa-Blattpulver 2.003. Niacin oder Vitamin B3 ist in Fleisch zu 6.500 Mikrogramm enthalten, in Moringa liegt der Wert bei 8.200 Mikrogramm. Folsäure oder Vitamin B9 findet sich in Fleisch zu zwei Mikrogramm, in Moringa 1.037 Mikrogramm. Bei vielen Aminosäuren wie Tryptophan (plus 112%), Phenylalan-in (plus 73%) oder Leucin (plus 22%) schlägt Moringa Fleisch um Längen.

Moringa toppt Tofu als Eiweißquelle bei weitem. Tofu fehlt es im Gegensatz zu Moringa an Vitaminen wie Vitamin C, Vitamin E und Folsäure. Auch bei den B-Vitaminen weist Tofu Defizite auf. Moringa-Pulver toppt auch das Hühnerei, was Konzentration und Gewichtung von Aminosäuren betrifft, sowie bei Vitaminen und Mineralstoffen. Die Kartoffel sieht alt aus im Vergleich zu Moringa-Blattpulver. Moringa enthält 300-malso viel Kalzium und das Mehrfache an Betakarotin, Aminosäuren, Folsäure und Vitamin E wie die Kartoffel. Mit der bescheidenen Menge von 15 Gramm decken Sie bereits 42% Ihres täglichen Eisenbedarfs, 64% Ihres Chrombedarfs, 45% Ihres Manganbedarfs, 18% Ihres Magnesiumbedarfs, 39% Ihres Folsäurebedarfs, 19% Ihres Schwefelbedarfs, 9% Ihres Bedarfs an Ballaststoffen, 50% Ihres Vitamin-A-Bedarfs, etwa ein Drittel Ihres Eiweißbedarfs sowie Ihren gesamten Tagesbedarf an Vitamin E (Barta, a.a.O., Anhang S. 319 ff).

Der ORAC-Wert von Moringa toppt alles. 76.000 oder gar 110.000 - das sind schwindelerregende Werte. Der höchste ORAC-Wert bei rohem Obst wurde bei der Aronia-Beere gemessen. Ihr Wert liegt bei 16.062. Ich habe Aronia- oder Apfelbeeren in meinem Schrebergarten gepflanzt und gebe sie in den grünen Smoothie. Den höchsten Wert bei rohem Gemüse weist die

Artischocke auf, mit einem Wert von 6.552. Meine Frage: Wann haben Sie zuletzt Aroniabeeren und Artischocken gegessen? Sie erinnern sich: Experten empfehlen, täglich 6.000 ORAC -Einheiten als Schutz vor freien Radikalen aufzunehmen. Bananen haben einen bescheidenen ORAC-Wert von 880, Äpfel 207, Weintrauben von 1.260. Schon Moringa-Blattpulver mit dem üblichen ORAC-Wert enthält das Dreifache an Antioxidanzien wie Aronia-Beeren, das Zehnfache von Äpfeln, das 16-fache von Heidelbeeren, das 30-fache von Alfalfa-Sprossen, das 15-fache von Brokkoli und das 37-fache wie von Weintrauben. Bei einem ORAC-Wert von 76.000 wie bei Teneriffa-Moringas oder sogar 110.000, wie bei der roten Moringa auf Teneriffa, ergeben sich noch ganz andere, wirklich atemberaubende Zahlen.

Moringa enthält das Sechsfache an Omega-3 als Omega-6-Fettsäuren. Das Verhältnis dieser essenziellen Fettsäuren ist in Deutschland aus dem Lot gekommen. Laut Ernährungsbericht der Bundesregierung ist das Verhältnis aktuell 1:12, ideal wären 1:3 oder 1:4. Mit Moringa als Omega-3-Quelle können wir wieder ins gesunde Gleichgewicht kommen. Zu viele Omega-6-Fettsäuren begünstigen Entzündungen und sogar Krebs, wie ich durch Studien in meinem Buch „Chia-Power“ belegt habe. Als weitere gute Omega-3-Quellen sind Chia, Hanfsamen- oder Öl, Walnüsse und Zedernnüsse zu nennen. Über Hanfsamen und Sibirische Zedernnüsse sind ebenfalls Bücher von mir erschienen.

Qualität vor Quantität - oder: billig ist nicht preiswert

Moringa ist ein äußerst sensibles Lebensmittel, das leicht verderben kann. Die Qualität von Anbau und Verarbeitung ist das A und O bei Moringa. Eine strenge Qualitätskontrolle ist unabdingbar. Billig-Produkte aus Entwicklungsländern sind mit Vorsicht zu genießen. Oft werden die Blätter im Freien getrocknet. Damit gehen Vitalstoffdefizite von oft mehr als fünfzig Prozent einher. Außerdem besteht die Gefahr der Kontamination durch Vogelkot, Insekten und Nagetiere. Wichtig ist die Restfeuchte. Sie darf nicht über sechs Prozent liegen. Darüber hinaus besteht die Gefahr von Schimmelbildung und Salmonellenbefall. Schimmelpilze können sich auch dort angesiedelt haben, wo sie mit dem bloßen Auge nicht erkennbar sind. Die Pilze produzieren Toxine, die hochgiftig sind.

Eine gute Qualität erkennt man mit den Augen und der Nase. Das Blattpulver muss „gritzegrün“ sein, leuchtend grün. Ist es gräulich oder bräunlich, ist das grüne Chlorophyll und Betakarotin durch falsche Herstellung zerstört, und mit ihm weitere wertvolle Inhaltsstoffe wie Fettsäuren und Vitamine. Das Pulver soll leicht nach Spinat oder frischem Heu duften. Moringa enthält scharfe Senfölglykoside und sollte geschmacklich mit einer milden Schärfe aufwarten.

Wichtig ist Wildwuchs oder Bio-Anbau. Viele Hersteller verwenden nicht einmal organischen Biodünger, wie MoringaGarden® auf Teneriffa. Es sollte höchstens eine Stunde Zeit zwischen Ernte und Beginn der Trocknung verstreichen. Die Trocknung muss drinnen unter hygienischen Bedingungen und bei Rohkosttemperatur von höchstens 38 Grad geschehen. Schadhafte Blätter sollten ausgelesen werden und nicht in die Trocknungsanlage gelangen. Das Pulver sollte nicht voller Zweigstücke sein, weil diese viel weniger Inhaltsstoffe enthalten als die Blätter. Die richtige Herstellung von Moringa-Blattpulver und -Tee erfordert ein hohes Maß an Verantwortung und „High Tech“. Claus Barta: *„Nur moderne Trocknungsanlagen gewährleisten einen hohen Vitalstoffgehalt und die nötige Hygiene und Sauberkeit bei der Verarbeitung… Nur ständige Kontrollen auf Qualität, Reinheit, Sauberkeit und Hygiene nach westlichen Standards garantieren eine einwandfreie Qualität.“* „Geiz“ ist im Fall Moringa nicht „geil“, sondern gesundheitsgefährdend.

Bleibt zu viel Restfeuchte im Pulver, oder gelangt Feuchtigkeit nach dem Trocknen ins Pulver aufgrund von ungeeigneter Verpackung, kann das Pulver ein Brutplatz für krankmachende Pilze, Bakterien und andere Mikroben werden. 2008 musste eine große Charge Moringa-Pulver wegen Schimmelbelastung vom US-Markt genommen werden. Eine bekannte deutsche Rohkostfirma musste Moringapulver aus einem Entwicklungsland wegen Salmonellen-Befall zurückrufen. Es ist ein himmelweiter Unterschied, ob ich in Südostasien oder Afrika frische Moringa-Blätter auf dem örtlichen Markt feilbiete, oder Moringa-Pulver nach Japan, Europa oder in die USA exportiere.

Moringa zählt zu dem Wertvollsten, was Mutter Natur uns Menschen zu bieten hat. Ich wollte Sie mit meinen Hinweisen nicht verunsichern, allerdings dafür sensibilisieren: das Beste ist gerade gut genug für Sie! Entscheiden Sie sich ausschließlich für ein Produkt, bei dem die kontinuierliche Überwachung der Produktionsschritte und Lebensanalysen nach westlichem Standard selbstverständlich und garantiert sind. Mit Moringa tun Sie sich nicht nur unermesslich viel Gutes, sondern Sie schaffen auch gesunde und sinnvolle Arbeitsplätze. Mit Moringa kann das Trinkwasserproblem gelöst und der Energiehunger in unterentwickelten Ländern umweltverträglich gestillt werden. Menschen dort bekommen wieder eine Perspektive. Die Landflucht hört auf, und die Flüchtlingsströme aus Afrika versiegen. Es gibt keine Mauern, die hoch genug wären, sie aufzuhalten. Die einzige Möglichkeit besteht darin, die Flüchtlingsursachen vor Ort zu bekämpfen und dort, wo die Menschen leben, Arbeitsplätze zu schaffen. Moringa, Artemisia annua und Baobabpulver - das wäre eine sinnvolle Einkommensquelle für Millionen von Menschen in Afrika und Südostasien. Über alle drei Themen habe ich Grundlagen-Werke geschrieben. Schenke den Menschen keine Fische, sondern eine Angel. Hilfe zur Selbsthilfe ist das Gebot der Stunde. Moringa ist im Idealfall ein sicheres, wertvolles und naturnahes Lebensmittel mit überdurchschnittlichen und herausragenden Gehalten an gesundheitsfördernden Inhaltsstoffen. Wer täglich Moringa als Grundnahrung nutzt, und sich einer pflanzenbetonten Ernährung aus ökologischem Anbau verschrieben hat, ist schon fast auf der sicheren Seite, was die Versorgung mit Vitalstoffen betrifft. Unser Körper ist in spätestens sieben Jahren komplett ausgewechselt. Schaffen Sie sich mit Moringa einen starken, jugendlichen und gesunden Körper. Heben Sie mit Moringa Ihre Gesundheit auf ein weit höheres Niveau, als Sie es bisher kannten. Steigern Sie Ihre Lebensenergie. Moringa deckt einen Großteil der Wirkstoffe ab, die für unseren Organismus wichtig sind, aber in den herkömmlichen Lebensmitteln fehlen. Zellgesundheit ist der wahre Wohlstand. Der Zustand unserer Zellen und damit unserer Körperfunktionen hängt in erster Linie von der Qualität der Lebensmittel ab, die wir zu uns nehmen. Greifen Sie zum Ganzen, zum Natürlichen, zu Moringa. Dieser Baum hat das Potenzial, sich zu einer der wichtigsten Kulturpflanzen überhaupt zu entwickeln. Wenn es einen Nobelpreis gäbe für die wertvollste Pflanze der Menschheit: Moringa hätte ihn verdient. Dr. Klaus Becker nennt Moringa den „Cinderella-Baum“, ein Märchen, das wahr werden will. Dieser Baum sollte Bestandteil jedes Welternährungsprogramms sein, jedes Welt-Energieprogramms, Welttrinkwasser-Programms und jedes Weltgesundheitsprogramms. Lassen auch Sie sich von dieser Pflanze in ihren Bann ziehen und bezaubern.

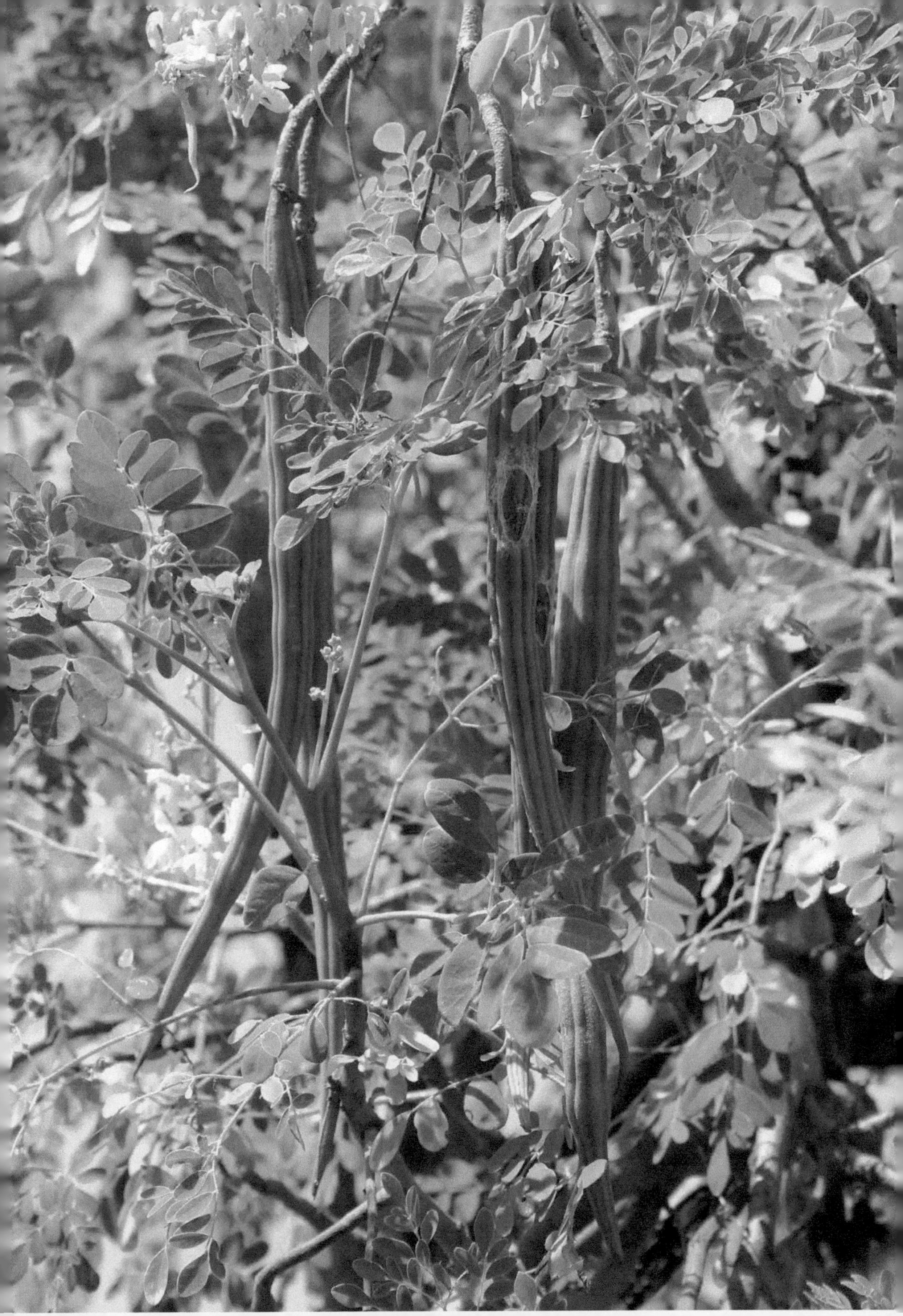

AUSBLICK

„Es ist nicht genug, zu wissen, man muss auch anwenden;
es ist nicht genug, zu wollen, man muss auch tun."
- **Johann Wolfgang von Goethe**

Ist Gesundheit wirklich nur die Abwesenheit von Krankheit?

Die moderne Medizin versucht bislang vergeblich, Krankheiten zu bekämpfen und auszurotten. Wie man Gesundheit wiedererlangt und bewahrt, steht nicht im Mittelpunkt des Interesses. Aber sind wir wirklich gesund, wenn wir nicht krank sind? Was ist, wenn wir uns unwohl fühlen, gestresst, ständig müde und antriebslos?

Die WHO (Weltgesundheitsorganisation) definiert Gesundheit als „vollkommenes Wohlbefinden auf allen Ebenen", einschließlich der sozialen. Demnach sind viel mehr Menschen, als wir glauben, „nicht gesund" oder „krank".

Gesundheit wird erreicht durch gesunde Ernährung, ausreichend Schlaf, körperliche Betätigung, Möglichkeiten, Stress abzubauen, wie Yoga oder Meditation, Entspannungspausen und sinnvolle, natürliche Nahrungsergänzungen aus Bio-Anbau und den ganzen Pflanzen. Wenn wir Gesundheit auf diese Weise betrachten, übernehmen wir selbst Verantwortung und tun nicht länger so, als wären die Ärzte für unsere Gesundheit verantwortlich.

Ich zitiere hier Dr. Johann Georg Schnitzer, der, wie schon sein berühmter Vater, viele aufrüttelnde Gesundheitsbücher geschrieben hat und einen hervorragenden Gesundheitsbrief per Email verschickt:
„Es ist nicht normal, chronisch krank zu sein, auch wenn es viele sind. Biologisch normal ist eine robuste Gesundheit. Aber in einer kranken Gesellschaft, in der wesentliche Teile von Krankheiten und deren Ursachen leben, ... erhält man eine robuste Gesundheit nicht von selbst. Man muss etwas dafür tun, und man muss wissen, was dafür zu tun ist."

Wir leben und essen nicht mehr artgerecht. Wenn eine artgerechte, natürliche Ernährung uns mit allen notwendigen Substanzen versorgt, einschließlich der noch nicht erforschten, aber ebenfalls lebens- und gesundheitsnotwendigen Vitalstoffe, können Fehlfunktionen von Organen sich wieder normalisieren. Vorausgesetzt, die Organe sind noch nicht zu weit degeneriert. Der menschliche Organismus ist ein Wunder an Anpassungsfähigkeit und strebt nach einem Zustand der Homöostase, des Gleichgewichts. Daher sollte sich jeder zügig mit den notwendigen Wissen ausrüsten und auch beginnen, danach zu leben. Ich hoffe, dieses Buch ist ein Beitrag für Deine Gesundheit und zeigt auf, was Du dafür tun kannst.

Detlef Ganten schreibt in seinem Bestseller „Naturwissenschaft" (S.438): *„Gesündere Lebensmittel und eine wissenschaftlich begründete, individuelle Optimierung der Ernährung werden ihren Teil beitragen, unsere Lebenserwartung anzuheben - zumindest bei denen, die auf gesunde Ernährung setzen (eine Wahl, die bekanntlich keineswegs selbstverständlich ist)."* Bist Du dabei?

Wenn Pulver aus den Blättern des Moringa-Baumes ein solch wirksames Nahrungsergänzungsmittel oder konzentriertes Lebensmittel ist, wie ich es beschrieben habe und dies tagtäglich Tausende von Anwendern erfahren, warum ist Moringa nicht schon viel bekannter und verbreiteter? Das wird sich sicherlich manch ein Leser fragen. Die Antwort: Produkte aus Moringa sind Lebensmittel. Kein Pharmakonzern, keine Firma kann sie patentieren lassen.

Wenn man weiß, dass eine Firma mindestens zehn Millionen Euro aufwenden muss, um ein Medikament zu entwickeln und zu testen, und noch einmal dieselbe Summe, um es durch Werbung bekannt zu machen, wird klar: Moringa hat eine solche Lobby nicht.

Wenn wir Gesundheit als vollkommenes Wohlbefinden definieren, gibt es vielleicht nichts Besseres als die Moringa-Pflanze, denn sie hat die Kraft, uns strahlende Gesundheit zu schenken und uns zu helfen, einen Zustand von wirklichem Wohlbefinden aufrechtzuerhalten oder überhaupt erst wieder zu gewinnen. Moringa-Bäume wachsen noch heute wild am Fuße des Himalaya in Nordindien. Diese Vitalität, diese Stärke, diese Langlebigkeit, diese Flexibilität und Widerstandskraft gehen auf uns über, wenn wir Produkte auf Moringa-Basis essen.

Für Christian Opitz ist es keine Frage: *„Das, was heutzutage an Nutzpflanzen angeboten wird, ist einfach nicht mehr wirklich Nahrung für uns. Es gibt keine Alternative zum biologischen Anbau."* Noch gesünder und energetisch wertvoller sind Wildpflanzen. Der Moringa-Baum ist züchterisch so gut wie nicht bearbeitet und daher von der Qualität her mit einer Wildpflanze vergleichbar.

Mittlerweile gibt es zahlreiche wissenschaftliche Studien über Moringa und seine positiven Wirkungen auf die menschliche Gesundheit. Aber viel interessanter ist es für Dich als Leser, Moringa auszuprobieren, und zwar nicht nur für ein paar Tage, sondern für mindestens zwei bis drei Monate. So lange können nämlich Entgiftungsprozesse dauern, die wir manchmal mit der Moringa-Pflanze in Gang setzen. Es waren nicht die Forscher, die Moringa oleifera im Labor entdeckt haben, sondern Menschen wie Du und ich, die auf der Suche nach einem Lebensmittel waren, das heilt, hilft und wirklich strahlende Gesundheit bringt. Unsere eigene authentische Erfahrung ist letztlich im Leben das Einzige, was zählt.

Es gibt viele Nahrungsergänzungsmittel auf dem Markt. Leider meist als Monopräparat und oft auch noch synthetischen Ursprungs, also in Formen, die der Körper nicht kennt und sehr schlecht verwerten kann. So ist Moringa nicht nur ein Lebensmittel, sondern auch vermutlich das komprimierteste natürliche Nährstoffkonzentrat der Welt. Moringa aktiviert die natürlichen Killerzellen, wirkt stimmungsaufhellend, entgiftet und beugt chronischen Krankheiten wie Alzheimer, Diabetes, Parkinson, MS, Herz-Kreislauf-Krankheiten und Entzündungen vor. Moringa reinigt mindestens so effektiv wie die AFA-Alge und baut mindestens so effektiv auf wie die Spirulina-Alge - alles in einem. Zellgesundheit ist unser wahrer Wohlstand! Wir erleben einen Zuwachs an Lebensfreude, Enthusiasmus, Energie und Tatendrang. Wir erleben mit Moringa, dass Gesundheit viel mehr ist als die Abwesenheit von Krankheit und können unser Potenzial entfalten. Auch in uns, nicht nur in Moringa steckt viel mehr, als wir bisher zu glauben bereit waren. Was man nicht kennt, kann man nicht vermissen!

Mich erreichen E-Mails von begeisterten Eltern, die dank Moringa ein „neues Kind“ geschenkt bekommen haben, das ganz ohne Medikamente gesund, fit, fröhlich und endlich auch gut in der Schule ist. Dass auch Kleinkinder und Tiere von dieser Pflanze profitieren, zeigt, dass es nicht nötig ist, an ihre Wirksamkeit zu glauben. Was mich an Moringa am meisten begeistert? Durch seine beeindruckende Regenerationskraft ist Moringa für mich der Jungbrunnen und das Lebenselixier, nach denen die Menschen seit Jahrtausenden suchen, der Stein der Weisen und der Heilige Gral, alles in einem. Strahlende Gesundheit und ein langes, glückliches Leben sind „dein Geburtsrecht“. Beanspruche es - jetzt!

ANHANG

Zur Autorin

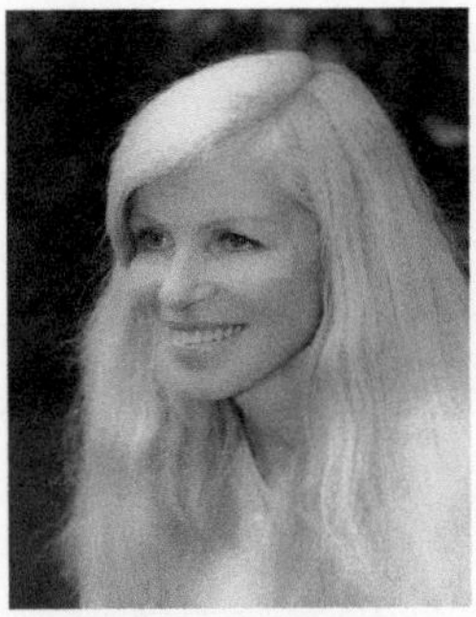

Barbara Simonsohn, 1954 in Hamburg geboren, studierte Sozialwissenschaften und schloss ihr Studium als Diplom-Politologin ab. Mit Anfang zwanzig gab sie die ersten Umweltkurse an der Hamburger Volkshochschule. Sie lernte ein Jahr lang biologisch-dynamischen Gartenbau und Landwirtschaft auf Hof Springe bei Lübeck und setzte ihre Studien in naturgemäßem Land- und Gartenbau in Hamburg fort. Mit Mitte zwanzig war sie das erste Mal in der berühmten Findhorn-Gemeinschaft in Schottland, wo sie sich mit Gartenbau und natürlichen Heilmethoden wie dem authentischen Reiki beschäftigte. Im Rahmen ihrer Entwicklungsarbeit auf Haiti unterrichtete sie 65 Frauen in gesunder Ernährung und biologischem Gartenbau und pflanzte mit ihnen mehr als 250 Obstbäume.

Seit Beginn der 1980er Jahre ist Barbara Simonsohn auch als Journalistin und Buchautorin mit dem Schwerpunkt ganzheitliche Gesundheit tätig. Sie schreibt für mehr als 40 Zeitschriften und hat bisher 15 Bücher publiziert, wovon etliche zu Bestsellern wurden. Auf ihren Themengebieten gilt Barbara Simonsohn als Expertin und wurde in zahlreiche Fernseh- und Rundfunksendungen eingeladen. Ihre Website zu Gesundheitsthemen wird jährlich von mehr als 350.000 Besuchern frequentiert.

Barbara Simonsohn unterrichtet seit 1984 zurzeit bundesweit und in Österreich das authentische Reiki, ein uraltes Energiesystem zur Aktivierung der Selbstheilungskräfte und Persönlichkeitsentwicklung. Das Immunsystem wird gestärkt, und man erlebt mehr inneren Frieden und heitere Gelassenheit. Sie hat mittlerweile im In- und Ausland mehr als 10 000 Menschen, darunter auch viele Kinder, erfolgreich in dieser Methode ausgebildet.

Mit ihrer Katze lebt Barbara Simonsohn in einem grünen Vorort von Hamburg. Sie hat einen Hausgarten, einen Schrebergarten und am Hamburger Volkspark ein Beet im Permakultur-Projekt, wo sie sich für den Anbau von vitalstoffreichen alten Kulturpflanzen engagiert.

Die Autorin ist zu erreichen unter: Barbara Simonsohn
Holbeinstr. 26
22607 Hamburg
Tel.: 040-895338
Fax: 040-893497
Mail: info@barbara-simonsohn.de
Website: www.Barbara-Simonsohn.de

Barbara Simonsohn freut sich über Erfahrungsberichte mit Moringa, die in weiteren Auflagen dieses Buches veröffentlicht werden können, und bedankt sich dafür herzlich im Voraus.

VERWENDETE BÜCHER

Anamed, Hrsg., „Book 4, AIDS and Natural Medicine“ (www.anamed.net, Bestellnr. 115)

Barta, Claus, “Moringa oleifera - Die wichtigste Pflanze in der Menschheitsgeschichte”, Jim Humble Verlag, Roermond 2011

Boutenko, Victoria, „Grüne Smoothies lecker, gesund & schnell zubereitet“, Hans-Nietsch-Verlag, 5.Auflage 2011

Bruhns, Erwin G. und Zgraggen, Hans-Peter, „Der Wunderbaum Moringa. Ein Vitamingeschenk von Mutter Natur“, Hesper-Verlag, Saarbrücken, 2.Auflage 2011

Burgerstein, Lothar, „Burgersteins Handbuch Nährstoffe. Prävention und Therapie“, 8. vollständig neu bearbeitete und erweiterte Auflage, Haug-Verlag, Heidelberg 1997

Hiltmann, Uwe, „Moringa Oleifeira“, Hephaestus Books, USA, http://en.wikipedia.org/?oldid=389066613, o.J. und o. Erscheinungsort

Hirt, Hans Martin und M`Pia, Bindanda, „Natürliche Medizin in den Tropen. Heilen und Pflegen mit tropischen Pflanzen. Arzneimittel und Kosmetik selbst herstellen“, Edition 2000, 2. Auflage 2001 (zu bestellen unter www.anamed.net)

Holst, Sanford, „Moringa - Nature´s Medicine Cabinet“, Santorini Books, Los Angeles, Kalifornien, USA, 2.Auflage 2011

Ivkovic, Slavko und Müller-Schubert, Antje, „Oxidativer Stress. Risikofaktor Nummer 1 für Ihre Gesundheit“, Astra H&D GmbH, Slanstedt 2004

Kapoor, L.D., „Handbook of Ayurvedic Medicinal Plants“, Herbal Reference Library, CRC Press, New York, 2001

Koerber, Karl von/Männk, Thomas/Leitzmann, Claus, „Vollwert-Ernährung: Konzeption einer zeitgemäßen und nachhaltigen Ernährung“, Haug-Verlag, Stuttgart, 11. Auflage 2012

List, P.H. und Horhammer, L., „Hagers Handbuch der Pharmazeutischen Praxis für Apotheker, Arzneimittelhersteller, Ärzte und Medizinalbeamte“, vierte Neuausgabe, V.Band Chemikalien und Drogen H-M, Springer-Verlag, Berlin, Heidelberg, New York 1976

Lötschert, Wilhelm und Beese, Gerhard, BLV-Bestimmungsbuch “Pflanzen der Tropen. 323 Zier- und Nutzpflanzen mit 286 Abbildungen“, Vierte überarbeitete Auflage, München 1992

Marcu, Monica G., “Miracle Tree”, KOS Health Publications, La Canada, USA, 2005

Miller, P. Frederic/Vandome, Agnes F./McBrewster, John (Hrsg.), “Moringa oleifera”, Alphascript publishing, Mauritius 2010 “Moringa Oleifera”, Hephaestus Books, S. 11-19, USA o.J.

http://en.wikipedia.org/?oldid=389066613
Oluduro, Anthonia, „The Use of Moringa Oleifera Seed for Water Purification”, Lambert Academic Publishing, Saarbrücken 2010
Schnitzer, Johann G., “Der alternative Weg zur Gesundheit“, Bertelsmann, Gütersloh 1982 (leider zeitlos aktuell!)
Simonsohn, Barbara, „Chia-Power“, Windpferd, Aitrang, 8. Auflage 2016
Dieselbe, „Reiki - die sieben Grade“, Hans-Nietsch-Verlag
Dieselbe, „Reiki-Schule für Einsteiger“, Schirner, Darmstadt TB 2017
Dieselbe, „Azidose-Therapie. Wie Sie Ihren Körper natürlich entsäuern“, Schirner, Darmstadt 2016
Dieselbe, „Fasten leicht gemacht. Verjüngen und entgiften zu Hause“, Schirner, Darmstadt 2017
Dieselbe, „Artemisia - Königin der Heilpflanzen“, Mankau, Murnau 2017
Dieselbe, „Papaya - heilen mit der Zauberfrucht. Ein ganzheitliches Gesundheitsbuch“, Windpferd-TB, Aitrang, 5. völlig überarbeitete Auflage 2011
Veith, Walter, „Ernährung neu entdecken. Der Einfluss der Ernährung auf unsere Gesundheit. Wissenschaftliche Erkenntnisse“, Wissenschaftliche Verlagsgesellschaft, Stuttgart 1996
Wolfe, David, „Die Sonnen-Diät. Ein vegetarisches Programm für Vitalität und Superfitness“, Goldmann-TB, München, 1. Auflage 2001

STUDIEN UND LINKS, NACH THEMEN GEORDNET

Mittlerweile gibt es mehr als 700 wissenschaftliche Studien zu Moringa, welche die hohe Qualität seiner Inhaltsstoffe und sein sensationelles Potenzial zur Aktivierung der Selbstheilungskräfte, aber auch die Möglichkeit der Wasserreinigung, des natürlichen Pflanzenschutzes und der Biodiesel-Herstellung aus Moringa belegen. Daher habe ich mich auf eine kleine Auswahl beschränkt.

Auf der Internet-Plattform PubMed kann man Moringa-Studien finden. Die Adresse: http://ncbi.nlm.nih.gov/pubmed/
(bei „for" „moringa oleifera" eingeben)

Eine Dokumentensammlung zu verschiedenen Moringa-Themen findet man auch unter http://www.moringanews.org

Allerdings sind die meisten in englischer Sprache verfasst und wissenschaftlich geschrieben. Das Ausdrucken ist häufig gebührenpflichtig. Um die Übersicht zu erleichtern, habe ich die Studien alphabetisch nach Themen sortiert. Dabei habe ich mich auf Arbeiten mit Moringa oleifera konzentriert.

Informationen und Online-Broschüre zum Ausdrucken:
http://www.treesforlife.org/ und http://www.tfljournal.org/
Aktuelle Informationen u.a. von **Lowell J. Fuglie, Church World Service**: http://www.echotech.org
Internationale Forschung zu Moringa auf der Website von **Prof. Dr. Louis M. De Bruin**: http://internationalresearch.webnode.com/

Allgemein

N. Foidl u.a., "The potential of Moringa oleifera for agricultural and industrial uses", Universität Hohenheim, Stuttgart, o.Jg. (inst480@uni-hohenheim.de)

Fahey, Jed W., Sc.D, "International Workshop on Moringa and Nutrition" in Accra, Ghana, 16.-18. November 2006, The Johns Hopkins University Department of Pharmacology, School of Medicine, Department of International Health, Bloomberg School of Public Health, Maryland, USA, Hrsg. National Academy of Sciences, USA, "Nutritional Benefits, Toxicology, and Health Effects of Moringa Leaf Powder vis-à-vis Treatment of Malnutrition and Cultivar Effect on Moringa oleifera Glucosinolate Content, Taste, and Performance Characteristics: A Pilot Study". www.nap.edu

F. Anwar u.a., "Moringa oleifera: a food plant with multiple medicinal uses", Phytother. Res 21(1), S. 17-25, Universität für Landwirtschaft, Faisalabad, Pakistan, Jan. 2007, anwar.gilani@aku.edu

J. Ram, „Moringa a highly nutritious vegetable tree", Tropical Rural and Island/Atoll Development Experimental Station, Technical Bulletin Nr. 2, 1994.
S. Seshadri u.a, "Kanjero (Digera arvensis) and drumstick leaves (Moringa oleifera): nutrient profile and potential for human consumption", World Rev Nutr. Diet, 2003/91, S. 41-59

Augen

Raghu Pllakhandam u.a., „Micellarization and Intestinal Cell Uptake of Carotine und Lutein from Drumstick (Moringa oleifera) Leaves", Nat. Inst. of Nutrition, Hyderabad, Indien, publ. in: "Journal of Medicinal Food", Juni 2007, 10(2), S. 252-257
Nambiar, V.S., u.a., "Bioavailability trials of beta-Carotine from fresh and dehydrated drumstick leaves (Moringa oleifera) in rat model", Univ. of Baroda, Gujarat, Indien, publ. in: "Plant Foods Hum Nutr." 2001; 56(1), S. 83-95
S.C. Babu, "Rural nutrition interventions with indigenous plant foods - a case study of vitamin A deficiency in Malawi", Internat. Foot Policy Reasearch Inst., Washington DC, publ. in: Biotechnology, Agronomy Soc. Environ. 4(3), S. 169-179

Biodiesel aus Moringa

U.Rashid u.a., "Moringa oleifera oil: a possible source of biodiesel", Bioresour Technol, Nov. 2008

Diabetes

Jayaraj u.a., "Insulin Secretagogues from Moringa oleifera with Cyclooxagenase Enzyme and Lipid Peroxidation Inhibitory Activities", in: Helvetica Chimica, Vol. 87,2, S. 317-26, 2004
M. Ndong u.a., "Effects of Oral Administration of Moringa oleifera Lam on Glucose Tolerance in Goto-Kakizaki and Wistar Rats", Univ. Tokio, J. Clin. Biochem. Nutr., 40(3), S. 229-33, Mai 2007
F.William Lakshminarayanan u.a., "Effects of some Indian vegetables on the glucose and insulin response in diabetic subjects", Intern. Journal of Food Sciences and Nutrition, 44(3), S. 191-196, 1993

Entgiftung

A.V. Rao u.a., "In vivo radioprotective effect of Moringa oleifera leaves", Indian J. Exp. Biol., 39(9), S. 858-63, Sept. 2001
S. Fakurazi u.a., "Moringa oleifera Lam prevents acetaminophen induced liver injury through restoration of glutathione level", Food chem Toxicol., 46(8), S. 2611-5, August 2008

Herz-Kreislauf-Erkrankungen

P.Chumark u.a., "The in vitro and ex vivo antioxidant properties, hypolipidaemic and antiatherosclerotic activities of water extract of Moringa oleifera Lam. Leave", J. Ethnopharmacol, März 2008, 116(3), S. 439-46

M.Nandave u.a., "Moringa oleifera leaf extract prevents isoproterenol-induced myocardial damage in rats: evidence for antioxidant, antiperoxidative, and cardioprotective intervention", J. Med Food, Februar 2009, S. 47-55

S.Faizi u.a., "Novel hypotensive agents, niazimin A, niazimin B, niazicin A and niazicin B from Moringa oleifera: Isolation of first naturally occurring carbamates", Journal of the Chemical Soc. Perkin Transaction 1: 3035-3040, 1994

Krebs

S. Faizi u.a., "Isolation and structure elucidation of novel hypotensive agents", Journal of the Chem. Soc. Perkin Transactions I(23): S. 3237-3241, 1992

M. Gupta u.a., "Anti-epileptic and anti-cancer activity of some indigenous plants", Indian Journal of Physiology and Allied Sciences, 51(2), S. 53-56, 1997

A.P. Guevara u.a., "An antitumor promoter from Moringa oleifera Lam. Mutat Res", Univ. der Philippinen, Quzon City, Mutat Res., 440(2), S. 181-8, April 1999

L.V. Costa-Lotufo u.a., "Studies of the anticancer potential of plants used in Bangladeshi folk medicine", J. Ethnopharmacol, 13; 99(1), S. 21-30, 2005, Brazil lvcosta@secrel.com.br

Pflanzenschutz mit Moringa

P.O. Donli u.a., "Evaluation of aqueous Moringa seed extract as a seed treatment biofungicide for groundnuts", Pest Mang Sci, S. 1060-2, Sept. 2003

Psyche

L. Hameed-Un-Nisa u.a., "Meassurement of sympatholytic activity of Moringa oleifera", New Trends in Natural Products Chemistry, S. 269-277, Amsterdam 1998

R. Ganguly u.a., "Alternation of brain monoamines & EEG wave pattern in rat model of Alzheimer's disease & protection by Moringa oleifera", Indian J Med. Res., 128 (6), S. 744-51, Dezember 2008

Schwangerschaft, Stillen

L. J. Fuglie, "Combating Malnutrition with Moringa", Church World Service (CWS) 2001

S.B. Jilcott u.a., "Iterative Design, Implementation and Evaluation of a Supplemental Feeding Program for Underweight Children Ages 6-59 Months in Western Uganda", in: "Matern Child Health", 7.2. 2009

R.R. Recker u.a., „The effect of milk supplements on calcium metabolism, bone metabolism and calcium balance", in: American Journal of Clin. Nutr., Vol. 41, S. 254-63, 1985

Tiernahrung

E.M. Hoffmann u.a., "Effects of Moringa oleifera seed extract on rumen fermentation in vitro", Arch Tierernähr. Februar 2003, Universität Hohenheim, Stuttgart

N. R. Sánchez, "Moringa oleifera and Cratylia argentea: Potential Fodder Species for Ruminants in Nicaragua", Diss., Univ. für Landw. Studien, Uppsala, Schweden 2006

Unterernährung

S.B. Jilcott u.a., "Iterative Design, Implementation and Evaluation of a Supplemental Feeding Program for Underweight Children Ages 6-59 Months in Western Uganda. Metern Child Health J., East Carolina University, 7. 2. 2009.

L.J. Fuglie, "New Uses of Moringa Studied in Nicaragua", ECHO Development Notes Nr. 68, Juni 2000

S. de Pee u.a., "Current and potential role of specially formulated foods and food supplements for preventing malnutrition among 6- to 23-month-old children and for treating moderate malnutrition among 6- to 59-month-old children", Food and Nutrition Bulletin, vol. 30, Nr. 2, The United Nations University, 2009

Vitalstoffe in Moringa

The Trees for Life Organization, "Nitritional Value of Drumstick Leaves"

J.Ram, "Moringa, a highly nutritious vegetable tree", TRIADES, Technical Bulletin Nr. 2, 1994

Ramachandra, C., u.a., "Drumstick (Moringa oleifera): A multipurpose Indian Vegetable", Economic Botany, 34 (), S. 769-70, 1976

H. Makkar u.a., "Nutrients and anti-quality factors in different morphological parts of Moringa oleifera tree", Journal of Agricultural Sciences (Cambridge), 128, S. 311-22, 1997

Wasserreinigung

S.A. Jahn u.a., „Tree that purifies water: Cultivating multipurpose Moringaceae in the Sudan", Unasylva 38 (152), S. 23-28, 1986

K. Kalogo u.a., "Enhancing the start-up of a UASB reactor treating domestic wastewater by adding a water extract of Moringa oleifera seeds", Appl. Microbiol. Biotechnol., S. 644-51, Mai 2001

M. Suarez u.a., "Expression of a plant-derived peptide harboring water-cleaning and antimicrobial activities", Biotechnol Bioeng 5,81(1), S. 13-20. Univ. de Lausanne

Beltrán-Heredia u.a., "Improvement of water treatment pilot plant with Moringa oleifera extract as flocculant agent", Environ Technol. 30(6), S. 525-34, Univ. de Badajoz, Spanien, Mai 2009

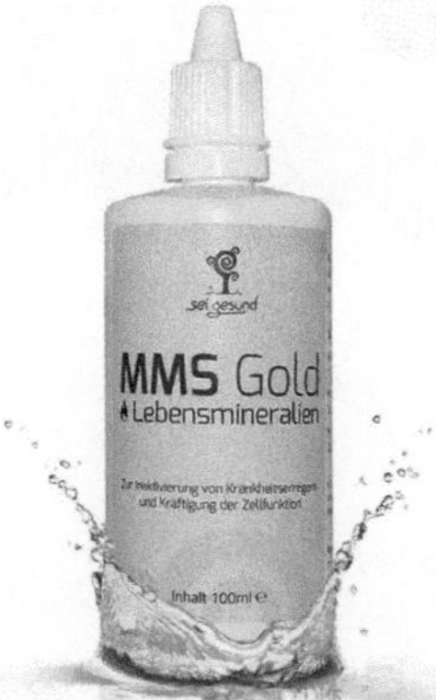

MMS Gold©
Lebensmineralien

Mit MMS Gold© sind gute Erfolge erzielt worden

Allgemeine Anwendung:
Für das reinigen von Obst, Gemüse und zum kochen 1 Esslöffel auf 10 Liter Wasser.
Präventive Anwendung:
1x täglich 5 bis 8 Tropfen in ein Glas Wasser.

Im Bad: 3 Esslöffel in ein Bad. Lassen Sie sich bis tief in die Poren reinwaschen. Sie werden staunen, wie rein sich Ihre Haut nach einem MMS-Gold-Bad mit Lebensmineralien anfühlt. Ein MMS-Gold-Bad ist sehr empfehlenswert bei Hautleiden, Erkältung, Heuschnupfen, Augenleiden, Problemen mit den Luftwegen. Reinigen Sie zuvor das Bad, damit die Minerallösung sich nicht mit Unreinheiten verbindet.

Innere Körperreinigung: Superreinigung (Superspritze).
Nehmen Sie 1x täglich (morgens) 1 Teelöffel MMS-Gold© in einem Glas Wasser und trinken Sie das Glas hintereinander leer. Fügen Sie einen Teelöffel MMS-Gold© in einen Liter Wasser und trinken Sie dieses Wasser über den Tag verteilt. Sie werden sich nach einem Monat wie neu geboren fühlen.

Kurmäßig: Abhängig von der Art der Erkrankung kann es drei bis vier Monaten dauern, bis Ihr Körper völlig mit den Mineralien und den Spurenelementen gesättigt worden ist. Während dieser Zeit kann es sein, dass Sie zunehmend Linderung der Schmerzen und der Krankheitssymptome an Ihrem Körper wahrnehmen

MMS-Gold© Ist in den folgenden Abfüllmengen erhältlich:
100 ml € 24,95 Bestellnr.: 1400077
500 ml € 79,95 Bestellnr.: 1400078

Buch: Anwendungmöglichkeiten von MMS-Gold©
153 Seiten * ISBN: 978-9-08879-034-8 * Softcover [D]

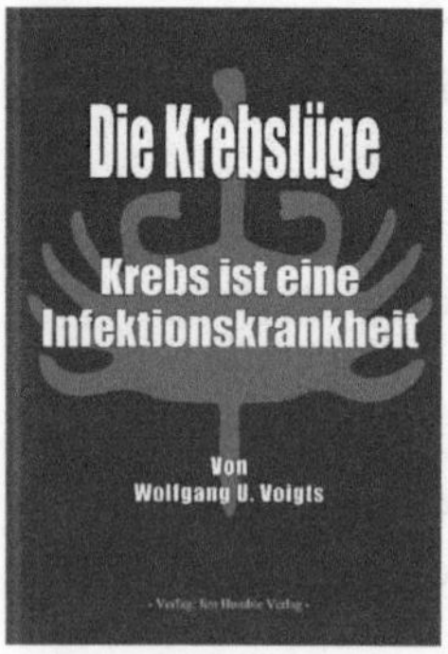

DIE KREBSLÜGE

Krebs ist eine Infektionskrankheit

In diesem Buch von Wolfgang U. Voigts lernen Sie die Erkrankung Krebs als ein Perpetuum Mobile kennen, das durch die „Chemie-Pharma" nach dem Zweiten Weltkrieg entwickelt und bis zum heutigen Tag bewusst aufrechterhalten wurde.

Durch Fehlinformationen und Lügen wurde ein manipuliertes falsches Krankheitsbild erzeugt. Mit Beherrschung der Medien und Ausbildung eines gewaltigen Netzwerkes wurde dieses falsche Krank-heitsbild weiter verbreitet.

Schon seit nahezu hundert Jahren sind die Zivilisationskrankheiten der Menschen ein lukratives Geschäft für die Pharma-Industrie. Diejenigen, die in diesem Geschäft die Fäden ziehen, sehen ihr Einkommen nicht gerne geschmälert. Krebs ist dabei eine der lukrativsten Quellen, die man auch weiterhin ausbeuten will.

Als Wissenschaftler und „Krebskranker" auf der Suche nach Heilung wurde er schnell mit den Widersprüchen der Medizin bzgl. dieser und anderer Zivilisationskrankheit konfrontiert und fing an, unkonventionelle (Aus-)Wege zu suchen. Er wusste, den Krebs zu stoppen und den Körper ohne jegliche pharmazeutische Therapie, nur mit natürlichen Mitteln, zu heilen.

Die Krebslüge ist ein empfehlenswertes Buch für alle, die mit der Krebskrankheit konfrontiert sind, aber auch für all diejenigen, die sich vor solch einer Diagnose schützen wollen.

308 Seiten * ISBN: 978-9-08879-023-4 * Softcover [D]

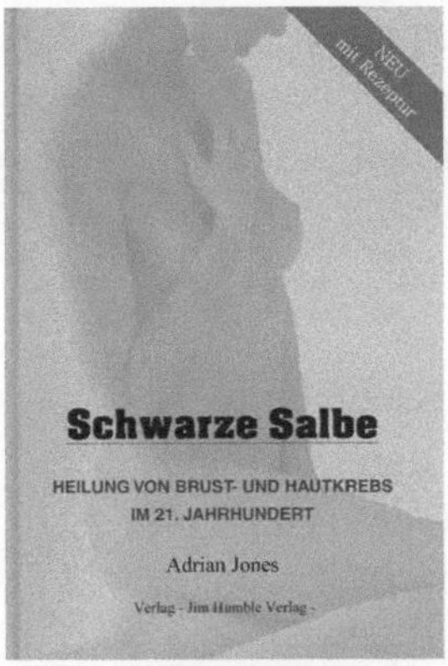

SCHWARZE SALBE

Das neue Credo nach MMS

HEILUNG VON BRUST- UND HAUTKREBST IM 21. JAHRHUNDERT

Die Schwarze Salbe ist eine neu entdeckte, aber altbewährte „Salbe“, die leider in Vergessenheit geraten ist. Bei dem Wort "Salbe" denkt man sofort an eine medizinische Creme zur Behandlung von Hautkrankheiten. Bei der "Schwarzen Salbe" handelt es sich jedoch um eine Diagnosemöglichkeit, ob Sie Krebs haben oder nicht.

Tragen Sie die "Schwarze Salbe" einfach für 24 Stunden auf die vermutete Krebsstelle auf. Danach können Sie die Salbe mit warmem Wasser abwaschen.

Die meisten Menschen spüren die ersten Tage nichts. Der Nachweis, ob es sich um vermuteten Brust- oder Hautkrebs handelte, vollzieht sich oft in der Tiefe des Gewebes. Innerhalb von ca. 14 Tagen fällt das Krebsgeschwür aus der Haut heraus. Nun wissen Sie, dass es sich um einen bösartigen Tumor handelte.

Differenzierung:
Hat sich ein Krebsgeschwür gebildet, dann werden die Krebszellen von der gesunden Haut getrennt, und das kranke Gewebe löst sich und fällt aus der Haut heraus.

Lesen Sie alles dazu in diesem ungewöhnlichen Buch!

190 Seiten * ISBN: 978-9-08879-021-8 * Softcover [D]

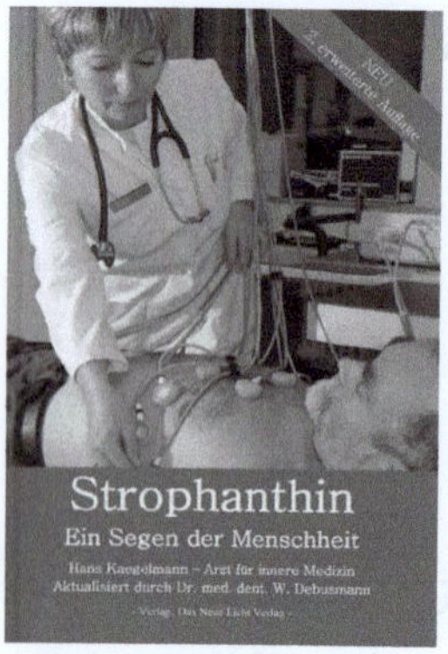

STROPHANTHIN
Ein Segen
der Menschheit

Der Arzt Hans Kaegelmann
geht mit den
Strophanthin-Gegnern
hart ins Gericht.

Seiner Meinung nach sind mit der präventiven peroralen Medikation von Strophanthin fast alle so genannten Herzreinfarkte und Angina-Pectoris-Beschwerden vermeidbar.

Doch leider wurde, wie viele andere natürliche Heilmittel, auch dieses hochwirksame natürliche Medikament durch wirtschaftliche Interessen der Pharmaindustrie stillschweigend vom Markt verdrängt. Das Ergebnis ist, dass seitdem weltweit viele Menschen in einer Größenordnung unvorstellba-ren Ausmaßes qualvoll und unnötig an Herzkrankheiten leiden und am Herzinfarkt sterben. Auch heute noch können viele Ärzte und Tausende Patienten die segensreiche Wirkung von Strophanthin bestätigen.

Die durch die Weltgesundheitsorganisation (WHO) statistisch belegte Pandemie der Herzinfarkte und übrigen Herzkrankheiten wird somit künstlich am Leben gehalten und könnte, laut Aussage des Arztes und Wissenschaftlers Hans Kaegelmann, bei der richtigen Anwendung von Strophanthin in kurzer Zeit beendet sein.

In diesem Buch informiert Hans Kaegelmann auf eine für jeden Betroffenen leicht verständliche Art und Weise, was er tun kann um sein unnötiges Leiden zu beenden.

122 Seiten * ISBN: 978-9-08879-015-7 * Hardcover [D]